(Tipps und Tricks)
Reihenherausgeber:
Hansjürgen Piechota, Michael Waldner, Stephan Roth

Werner L. Mang

Tipps und Tricks für den ästhetisch-plastischen Chirurgen
Problemlösungen von A bis Z

Mit Beiträgen von Andrea Becker, Marian S. Mackowski, Indra Mertz und Kathrin Ledermann

Mit 86 Abbildungen

2007

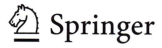

Prof. Dr. med. Dr. habil. WERNER MANG
Ärztlicher Direktor

Mitarbeiter
Dr. med. ANDREA BECKER
Dr. med. KATHRIN LEDERMANN
Dr. med. MARIAN S. MACKOWSKI
Dr. med. INDRA MERTZ

Bodenseeklinik
Klinik für plastische und ästhetische
Chirurgie GmbH
Graf-Lennart-Bernadotte-Str. 1
88131 Lindau / Bodensee

ISBN-10   3-540-28409-5   Springer Medizin Verlag Heidelberg
ISBN-13   978-3-540-28409-3   Springer Medizin Verlag Heidelberg

Bibliografische Information der Deutschen Nationalbibliothek

Die Deutsche Nationalbibliothek verzeichnet diese Publikation in der Deutschen Nationalbibliografie; detaillierte bibliografische Daten sind im Internet über *http://dnb.d-nb.de* abrufbar

Dieses Werk ist urheberrechtlich geschützt. Die dadurch begründeten Rechte, insbesondere die der Übersetzung, des Nachdrucks, des Vortrags, der Entnahme von Abbildungen und Tabellen, der Funksendung, der Mikroverfilmung oder der Vervielfältigung auf anderen Wegen und der Speicherung in Datenverarbeitungsanlagen, bleiben, auch bei nur auszugsweiser Verwertung, vorbehalten. Eine Vervielfältigung dieses Werkes oder von Teilen dieses Werkes ist auch im Einzelfall nur in den Grenzen der gesetzlichen Bestimmungen des Urheberrechtsgesetzes der Bundesrepublik Deutschland vom 9. September 1965 in der jeweils geltenden Fassung zulässig. Sie ist grundsätzlich vergütungspflichtig. Zuwiderhandlungen unterliegen den Strafbestimmungen des Urheberrechtsgesetzes.

Springer Medizin Verlag
ein Unternehmen von Springer Science+Business Media
springer.de
© Springer Medizin Verlag Heidelberg 2007

Die Wiedergabe von Gebrauchsnamen, Warenbezeichnungen usw. in diesem Werk berechtigt auch ohne besondere Kennzeichnung nicht zu der Annahme, dass solche Namen im Sinne der Warenzeichen- und Markenschutzgesetzgebung als frei zu betrachten wären und daher von jedermann benutzt werden dürften.

Produkthaftung: Für Angaben über Dosierungsanweisungen und Applikationsformen kann vom Verlag keine Gewähr übernommen werden. Derartige Angaben müssen vom Anwender im Einzelfall anhand anderer Literaturstellen auf ihre Richtigkeit überprüft werden.

Planung: Dr. Rolf Lange, Heidelberg
Projektmanagement: Hiltrud Wilbertz, Heidelberg
Umschlaggestaltung: deblik, Berlin
Satz: wiskom e.K., Friedrichshafen

Gedruckt auf säurefreiem Papier   19/2119 wi - 5 4 3 2 1 0 -

Vorwort

Mein ganzes berufliches Leben galt der Ästhetisch-Plastischen Chirurgie.
Nach meinem Abitur „pilgerte" ich als 18-jähriger Medizinstudent in den Semesterferien nach Brasilien, um den Nestor der Ästhetischen Chirurgie, Herrn Professor Dr. med. Ivo Pitanguy, bei der Arbeit zuzusehen. Mehrere Besuche bei ihm folgten, und inzwischen hat sich eine enge Freundschaft entwickelt.

Nach verschiedenen Gastsemestern im Ausland begann ich, 24-jährig, mit der chirurgischen Grundausbildung. Mein Weg war klar definiert. Zunächst Facharzt für Chirurgie, dann die Spezialisierung auf dem Gebiet der Plastischen Chirurgie. Die Bezeichnung ‚Facharzt für Plastische Chirurgie' gab es zu meiner Ausbildungszeit nicht. Diese wurde erst 1993 eingeführt, als ich längst ärztlicher Direktor der Bodenseeklinik war.

Während meiner chirurgischen Facharztweiterbildung wurde ich zum Militär eingezogen und bekam im Bundeswehrkrankenhaus Kontakt mit der Hals-Nasen-Ohren-Chirurgie. Diese faszinierte mich derart, dass ich nach Beendigung meiner Militärzeit den Facharzt für HNO an der Ludwig Maximilian-Universität machte, mit Schwerpunkt plastische Gesichtschirurgie und in enger Zusammenarbeit mit der Unfallchirurgie der Universität. Hier spürte ich erstmals, dass die Kopf-/Hals-Chirurgie die anspruchsvollste Chirurgie ist. Ich hatte die Gelegenheit, viele Operationen nach Unfallverletzungen, Tumoren und rekonstruktive Chirurgie durchzuführen.
Während dieser Ausbildung arbeitete ich parallel am Institut für chirurgische Forschung zum Thema Tumor-Immunologie.

Als ich 1980 meine wissenschaftlichen Ergebnisse auf dem Internationalen Krebskongress in Seattle vorstellte, wurde ich vom Ordinarius für HNO und Kopf-/Halschirurgie des Klinikums rechts der Isar in München als Oberarzt und Leiter der Abteilung für Plastische Gesichtschirurgie an das Klinikum rechts der Isar berufen.

Es erfolgte also früh eine Spezialisierung auf dem Gebiet der Plastischen und Ästhetischen Chirurgie. Ich erhielt von der Bayerischen Landesärztekammer die Weiterbildungsbefugnis für das Gebiet plastische Operationen.

Nach vierjähriger Tätigkeit als Oberarzt erhielt ich die Habilitation und wurde 1987 zum leitenden Oberarzt an dieser Abteilung am Klinikum rechts der Isar berufen. In diesem Jahr gründete ich auch die Deutsche Gesellschaft für Ästhetische Medizin, deren Präsident ich zwölf Jahre und somit wegweisend in Deutschland für das Gebiet der Ästhetischen Medizin und Chirurgie war. Man kann diesen Aufbau schon als Pioniertätigkeit bezeichnen, denn die Ästhetische Chirurgie hat sich boomartig entwickelt.

Während der zehnjährigen Tätigkeit als Oberarzt am Klinikum rechts der Isar bestand eine enge Zusammenarbeit mit der Chirurgie und Plastischen Chirurgie, so dass interdisziplinär sehr viele Operationen auf dem gesamten Spektrum der Plastischen und Ästhetischen Chirurgie durchgeführt wurden.

    Zahlreiche Publikationen auf diesem Gebiet führten zur Erlangung der Professur bereits mit 39 Jahren.

    Mit dem Handbuch „Manual of Aesthetic Surgery", Band I (Kopf-/Halschirurgie) und Band II (Körperchirurgie), habe ich eines der erfolgreichsten Werke auf diesem Gebiet verfasst und damit Standards auf dem Gebiet der ästhetischen und plastischen Chirurgie gesetzt.

Trotz Angebote verschiedener Chefarztpositionen entschloss ich mich 1990, die Bodenseeklinik aufzubauen. Lindau ist meine Heimat, und aus dem Bodensee schöpfe ich viel Kraft. Niemals habe ich mich durch Anfeindungen von außen beirren lassen, sondern habe immer versucht, die Ästhetische Chirurgie, die so genannte Schönheitschirurgie, zu enttabuisieren. Ich habe mich nie an den Streitigkeiten der Gesellschaften untereinander beteiligt, denn wenn den Ärzten und Gesellschaften auf den Zahn gefühlt wird, merkt man, dass immer wieder wirtschaftliche Aspekte im Vordergrund stehen und nicht der Patient.

An meiner Klinik hospitieren täglich Ärzte, darunter auch Fachärzte für Plastische Chirurgie, die speziell das Gebiet der Ästhetischen Chirurgie erlernen wollen. Gute Ausbildung und Fortbildung der Ärzte ist mein oberstes Ziel. Jeder interessierte Mediziner kann in meiner Klinik zusehen und hospitieren. Es werden keine Tipps und Tricks geheimgehalten.

Nur so kann es auf dem Gebiet der Ästhetischen Chirurgie in Deutschland eine Weiterentwicklung geben und nicht durch „Wagenburgmentalität" von vielen plastischen Chirurgen, die alleine dieses Fachgebiet beanspruchen wollen.

Die Ästhetische Chirurgie ist ein interdisziplinäres Fachgebiet zwischen HNO- und Kieferchirurgen, Chirurgen, plastischen Chirurgen, Dermatologen, Ophthalmologen und Gynäkologen. In jedem Fachgebiet kann man lernen, und kein Fachverband sollte das Gebiet der Ästhetischen Medizin und Chirurgie für sich alleine beanspruchen.

Deswegen wird dieses Buch auch interdisziplinär großen Anklang finden, da sich viele Facharztgruppen mit dem Gebiet der Ästhetischen Chirurgie befassen und befassen sollten.

Seit 1993 gibt es die Bezeichnung ‚Facharzt für Plastische Chirurgie', jetzt ‚Facharzt für Plastisch-Ästhetische Chirurgie'. Zu diesem Zeitpunkt war ich bereits ärztlicher Direktor der Bodenseeklinik und hatte meine Facharztausbildung für HNO und plastische Operationen abgeschlossen.

Auch für die jungen Ärzte ist es schwierig, dieses Fachgebiet Ästhetische Chirurgie zu erlernen, weil der Patient, da er viel Geld für eine Schönheitsoperation ausgibt, natürlich wünscht, vom Chefarzt behandelt bzw. operiert zu werden und nicht vom Assistenten, der in Ausbildung ist. Das ist die Crux in der Ausbildung und in der Qualitätssicherung. Es lassen sich viele Fachärzte nieder, die wenig oder gar keine Schönheitsoperationen, wie Facelifting, ästhetische Nasenkorrekturen oder Fettabsaugungen in ihrer Ausbildung durchgeführt haben. Dadurch sind die Resultate, zumindest am Anfang, nicht gut, und der Ruf der Schönheitschirurgie leidet. Deshalb sollten alle großen Kliniken Ausbildungsplätze für das Fachgebiet Ästhetische Chirurgie einrichten. Ich plädiere immer dafür, dass auch Uni-Kliniken mehr Augenmerk auf diese Ausbildung richten sollten. Die Ästhetische Chirurgie hat hohe Zuwachsraten. In diesem Jahr steigt die Zahl der Schönheitsoperationen fast auf 1 Million, darunter sind 20 Prozent Männer, Tendenz steigend.

Die Schönheitschirurgie wird in Zukunft in der Gesellschaft nur dann einen gebührenden Stellenwert erhalten, wenn wir daran arbeiten, die Qualität der Ärzte zu verbessern, das Fachgebiet auf seriöse Beine zu stellen und auf die Risiken, Nebenwirkungen und Indikationen hinzuweisen. Nicht alles ist möglich in der Ästhetisch-Plastischen Chirurgie, das muss dem Arzt und dem Patienten bewusst sein.

Mir macht dieses Fachgebiet trotz Höhen und Tiefen und manchen Anfeindungen von Ärzten und Gesellschaften viel Freude. Mein Motto wird immer sein: Kooperation anstatt Konfrontation. Wir können von jedem Fachgebiet lernen. Unkollegiale Äußerungen wird man aus meinem Munde nicht hören, im Gegenteil.

Mit dem Buch „Tipps & Tricks für den ästhetisch-plastischen Chirurgen", welches ich zusammen mit meinen tüchtigen Mitarbeitern, Fachärzte für Plastische Chirurgie, geschrieben habe, will ich dazu beitragen, viele junge Ärzte für dieses Fachgebiet interdisziplinär zu interessieren und auszubilden.

Werner L. Mang

Danksagung

Die Plastisch-Ästhetische Chirurgie befindet sich im Umbruch. Oft steht leider nicht mehr der Patient im Vordergrund, sondern persönliche Interessen von Ärzten und Verbänden. Als Pionier und Visionär auf dem Gebiet der Ästhetischen Chirurgie entstehen manchmal an meiner Person Reibungspunkte, die nicht auf sachlichen Argumenten basieren. Dies ist schade, denn ich habe in Deutschland viel für das Gebiet der Ästhetischen Chirurgie geleistet. Und ich hätte es trotz Begabung und Fleiß ohne meine starke Frau nicht geschafft, heute die größte Klinik für Ästhetische Chirurgie in Deutschland mit drei Oberärzten für Plastische Chirurgie zu führen. Mein Dank gilt also neben meinen langjährigen, treuen Mitarbeitern meiner Frau Sybille, die mich nach einem langen, stressreichen, zwölfstündigen Arbeitstag immer wieder aufmuntert und darin bestärkt, auf dem Gebiet der Ästhetisch-Plastischen Chirurgie noch viele Jahre erfolgreich tätig zu sein.

Ich hoffe, dass ich meiner Frau diese wunderbare Unterstützung wieder zurückgeben kann.

Hinweise zur Benutzung

Was soll das Buch leisten?

Das Buch soll spezielle, praxisrelevante Problemlösungen „Tipps & Tricks" vermitteln, die oft unbekannt oder in Vergessenheit geraten sind. Diese sollen die bekannten diagnostischen und therapeutischen Standards ergänzen und Alternativen aufzeigen. Viele „Tipps & Tricks" wurden in anerkannten nationalen und internationalen Fachzeitschriften publiziert und damit auf ihren Wert und ihre Praxistauglichkeit geprüft.

Die Vermittlung und Anwendbarkeit dieses Spezialwissens wird durch eine klare thematische, inhaltliche und graphische Gliederung erleichtert. Knapp gefasste Texte sowie zahlreiche Illustrationen fördern das Verständnis. Die alphabetische Aufführung der „Tipps & Tricks" nach Stichworttiteln, ein detaillierter Index und Querverweise helfen beim Auffinden der gewünschten Information. Ausführliche Quellenangaben ermöglichen Interessierten das Nachlesen in den relevanten Originalarbeiten.

Das Buch soll Berufsanfängern und Assistenzärzten eine Ergänzung zu dem vom jeweiligen Ausbilder vermittelten Standardwissen sein und so die fachärztliche Ausbildung unterstützen. Es soll ferner der Weiterbildung von berufserfahrenen Kollegen und Fachärzten dienen, die keine ausreichenden Möglichkeiten haben, das Spektrum ihrer diagnostischen und therapeutischen Kenntnisse durch entsprechendes Literaturstudium, durch Fortbildungen oder Hospitationen zu erweitern. Es soll außerdem in Klinik und Praxis als schnelle Nachschlagemöglichkeit zu erprobten und alltagsrelevanten Problemlösungen beitragen.

Was soll das Buch nicht leisten?

Das Buch soll weder ein differenzialdiagnostisches Lehrbuch sein, noch will es in Konkurrenz zu anderen Standardwerken treten.

Was kann das Buch nicht leisten?

Das Buch beinhaltet die nach subjektiven Kriterien der Autoren zusammengestellten und überarbeiteten „Tipps & Tricks" für den ästhetisch-plastischen Chirurgen. Damit umfasst es das gesamte weite Spektrum aller diagnostischen und therapeutischen Möglichkeiten, die unser Fach so vielseitig, interessant und unverzichtbar machen. Dennoch kann und will diese Sammlung keinen Anspruch auf Vollständigkeit erheben. Niemand weiß, wie viel wichtige und möglicherweise noch viel hilfreichere „Tipps & Tricks" im Erfahrungsschatz und in den Köpfen unserer in Klinik und Praxis tätigen Kollegen schlummern! Deswegen ist es den Autoren ein besonderes Anliegen, die praxiserfahrenen Leser dieses Buches auf diesem Wege aufzufordern:

Bitte, teilen Sie sich mit!

Gestalten Sie eine nächste Ausgabe dieses Buches mit, indem sie es durch Ihre persönlichen Erfahrungen und Fertigkeiten bereichern. Nutzen Sie dieses Podium und bewahren Sie Kollegen und vor allem Patienten vor frustrierenden Behandlungsversuchen und selbsterfahrener Verzweiflung, indem Sie uns Ihre eigenen „Tipps & Tricks" mitteilen! Wir würden uns sehr freuen, wenn Sie diesem Aufruf folgen könnten.

Korrespondenzadresse:

Herrn Professor Dr. Dr. Werner L. Mang
Ärztlicher Direktor
Bodenseeklinik
Klinik für plastische und ästhetische Chirurgie GmbH
Graf-Lennart-Bernadotte-Str. 1
88131 Lindau / Bodensee
E-Mail: anzenbacher@bodenseeklinik.de

Reihenherausgeber

Prof. Dr. med. Hansjürgen Piechota
Klinik für Urologie und Kinderurologie
Klinikum Minden
Portastraße 7–9
32423 Minden

Prof. Dr. med. Stephan Roth
Klinik für Urologie und Kinderurologie
Klinikum Wuppertal GmbH
Heusnerstr. 40
42283 Wuppertal

Priv.-Doz. Dr. med. Michael Waldner
Urologische Klinik
St. Elisabeth-Krankenhaus GmbH
Werthmannstraße 1
50935 Köln

Inhaltsverzeichnis

Tipps und Tricks von A bis Z 1

Abdominoplastik, Alternativen zur Vermeidung des T-Schnitts	1
Abdominoplastik, Indikationsstellung	3
Abdominoplastik, Operationstechnik	6
Anaphylaktische Reaktion	11
Augenlidhämatom nach Septorhinoplastik	13
Bauchdeckenplastik, modifizierte mit narbenfreier Nabelversetzung	15
Blepharoplastik, obere, Fettentfernung	19
Blepharoplastik, obere, Naht.................................	22
Blepharoplastik, obere, postoperative Verhaltens- und Therapiemaßnahmen	23
Blepharoplastik, obere, Schnittführung	24
Blepharoplastik, untere, Abpräparation des Haut- / Muskellappens	27
Blepharoplastik, untere, Fettentfernung, medial, intermediär und lateral...	29
Blepharoplastik, untere, Hautresektion	32
Blepharoplastik, untere, Naht	34
Blepharoplastik, untere, postoperative Medikation und Verhaltensmaßregeln	35
Blepharoplastik, untere, Schnittführung.....................	37
Blutungszeit	39
Brachioplastik, Präparation	41
Brachioplastik, Schnittführung...............................	45
Brustdeformität, tubuläre, Kriterien zur Auswahl des Operationsverfahrens	48
Diagnostik, präoperative	50
Dog-ears, einzeitige Korrektur	52
Endokarditisprophylaxe	54

Epistaxis	56
Gesäßfalte, neue, Definition	59
Gynäkomastie, Liposuktion versus Resektion	61
Hals- / Wangen-Lifting in ESP-Tumeszenztechnik mit variabler SMAS-Präparation, Rotation des Haut- / Fettlappens und Resektion	64
Hals- / Wangen-Lifting in ESP-Tumeszenztechnik mit variabler SMAS-Präparation, Schnittführung und Präparation	71
Hals- / Wangen-Lifting in ESP-Tumeszenztechnik mit variabler SMAS-Präparation, Tunnelierung und Liposuktion	78
Hals- / Wangen-Lifting in ESP-Tumeszenztechnik mit variabler SMAS-Präparation, Vorbereitungen und Tumeszenz	81
Hals- / Wangen-Lifting in ESP-Tumeszenztechnik mit variabler SMAS- und Platysmapräparation, Stufe III-Standard-Facelift	85
Hals- / Wangen-Lifting, Gefahren und Komplikationen	89
Hals- / Wangen-Lifting, Stufe II-Standard-Facelift	97
Hals- / Wangen-Lifting, Verband und postoperative Nachsorge	99
Hals- / Wangen-Lifting, Vorbetrachtungen	102
Höcker- / Langnase, Abtragung des Höckers	105
Höcker- / Langnase, basale und transversale Osteotomien	108
Höcker- / Langnase, Bildung und Resektion des Mang'schen Dreiecks, Feinkorrekturen	112
Höcker- / Langnase, Korrektur, äußerer Verband, postoperative Maßnahmen	116
Höcker- / Langnase, Korrektur, OP-Vorbereitung, Schnittführung, Decollement	119
Höcker- / Langnase, Korrektur, präoperative Diagnostik, Fragestellungen	123
Höcker- / Langnase, Nasenspitzenkorrektur nach der Eversionsmethode, Nasenverkürzung	126
Höcker- / Langnase, Spitzenmodellierung	130
Infraglutäale Straffung	133
Kälteanwendung	137
Kapselfibrose, Prophylaxe	139

Keloidprophylaxe 141
Liposuktion, Abdomen und Flanken 143
Liposuktion, allgemeine Technik 146
Liposuktion, Glutäalregion................................... 151
Liposuktion, Hals, Wangen, Nacken 153
Liposuktion, Indikationsstellung 156
Liposuktion, Nachsorge 160
Liposuktion, Oberarme, Schulter, Brust 163
Liposuktion, Oberschenkel, Knie 165
Liposuktion, vibrationsassistierte 169
Liposuktion, Waden, Knöchel 172
Lipotransfer, Fettentnahme.................................. 175
Lipotransfer, Implantation der Fettpartikel 178
Lipotransfer, mögliche Komplikationen 180
Lipotransfer, Nachsorge 181
Lipotransfer, Spacelift 182
Mamillendurchblutungsstörung 185
Mammaaugmentation bei mäßiger Ptose und dünnem
    Weichteilmantel 187
Mammaaugmentation, epipektorale Präparation 189
Mammaaugmentation, Infektion des Implantatlagers 192
Mammaaugmentation, präoperative Planung 194
Mammaaugmentation, Reaugmentation mit Logenwechsel .. 198
Mammaaugmentation, submammärer Zugang, Festlegung... 200
Mammaaugmentation, submuskuläre Präparation............ 203
Mammareduktionsplastik, entscheidende präoperative
    Kriterien zur Wahl der Reduktionsmethode 207
Mammareduktionsplastik, inferiorer Mamillenstiel,
    Modifikation 210
Mammareduktionsplastik, lateraler Mamillenstiel nach
    SKOOG 214
Mammareduktionsplastik, narbensparende T-Technik 217
Mammareduktionsplastik / Mastopexie, Sicherung des
    inferioren Mamillenstiels 219
Mammareduktionsplastik / Mastopexie, Wiederholungs-
    eingriffe 221

Mammastraffung, periareoläre 224
Mastopexie bei Mammaaugmentation, einzeitig 228
Mastopexie, inferiorer Mamillenstiel, Modifikation 231
Nabeltransposition 234
Nahttechniken, kosmetische, Kombination von intradermal
 und intrakutan 238
Narbenpflege, postoperative 240
Oberschenkelstraffung, Operationstechnik 242
Oberschenkelstraffung, präoperative Planung 247
Otoplastik, Anthelixplastik, Concha-Präparation 250
Otoplastik, Anthelixplastik, Exposition der Knorpelrückfläche 253
Otoplastik, Anthelixplastik, Formung der neuen Anthelix 254
Otoplastik, Anthelixplastik, Knorpelnähte 257
Otoplastik, Anthelixplastik, präoperative Planung 259
Otoplastik, Anthelixplastik, Schnittführung 261
Otoplastik, Anthelixplastik, Standardtechnik 262
Otoplastik, Anthelixplastik, Verband 267
Otoplastik, Anthelixplastik, Wundverschluss 269
Schmerztherapie, postoperative 270
SMAS-Präparation 273
Tumeszenzlokalanästhesie 276

Bildnachweis 283

Stichwortverzeichnis................................... 285

Abdominoplastik, Alternativen zur Vermeidung des T-Schnitts

A. Becker, M.S. Mackowski

Ziel
Abdominoplastik mit Nabeltransposition, horizontale Schnittführung im Unterbauchbereich ohne mediane vertikale Fortsetzung.

Problem
Bei mäßiger Hauterschlaffung am Abdomen kann eine Straffung mit notwendiger Nabeltransposition, aber unauffälligem Narbenverlauf in der Bikinizone erschwert sein.

Lösung und Alternativen

Es gibt zum einen die Möglichkeit, nach entsprechender Patientenaufklärung, den Schnittverlauf am Unterbauch insgesamt etwas zu kranialisieren.

Die Schnittführung im medialen Anteil bogenförmig nach kranial zu setzen, ist eine elegante Methode, in den lateralen Bereichen eine zu weit kranial gelegene Narbe zu umgehen. Damit wird medial weniger Haut reseziert.

Ergänzend kann eine Liposuktion der Flanken die laterale Weichteilmobilisation verbessern. Zum anderen begünstigt eine sparsame mediane Ausdünnung des verbleibenden kranialen Hautlappens die Ausspannung der Haut nach kaudal, da hierbei die nach Mobilisation noch bestehenden fibrösen Strukturen (Verbindungen zur Linea alba) entfernt werden.

Die kraniale Präparation des Haut- / Fettlappens sollte in der Medianlinie bis auf Höhe des Xiphoids erfolgen.

Weiterführende Tipps

▶ Abdominoplastik, Indikationsstellung; ▶ Abdominoplastik, Operationstechnik; ▶ Bauchdeckenplastik, modifizierte mit narbenfreier Nabelversetzung; ▶ Nabeltransposition

Literatur

Grolleau JL, Lavigne B, Chavoin JP et al. (1998) A predetermined design for easier aesthetic abdominoplasty. Plast Reconstr Surg 101:215–221

Kurul S, Uzunismail A (1997) A simple technique to determine the future location of the umbilicus in abdominoplasty. Plast Reconstr Surg 100:753–754

Le Louarn C, Pascal JF (2000) High superior tension abdominoplasty. Aesthetic Plast Surg 24:375–381

Mang WL (1996) Ästhetische Chirurgie Bd. II. Einhorn-Presse Verlag, Reinbek

Mang WL (2005) Manual of Aesthetic Plastic Surgery 2. Springer, Berlin Heidelberg New York

Pollock H, Pollock T (2000) Progressive tension sutures: a technique to reduce local complications in abdominoplasty. Plast Reconstr Surg 105:2583–2586; discussion 2587–2588

Abdominoplastik, Indikationsstellung

A. Becker, M.S. Mackowski

Ziel
Entscheidungsfindung zur Straffung des abdominalen Haut- / Fettmantels bei Cutis laxa.

Problem
Aufgrund verschiedenster Befundkonstellationen ist eine adäquate Indikationsstellung zur Entscheidung Liposuktion versus Abdominoplastik sowie eine korrekte Auswahl des Operationsverfahrens und der Schnittführung gefordert, um intraoperative Schwierigkeiten und ein mangelhaftes Ergebnis zu umgehen.

Lösung und Alternativen

Bei einem zu erwartenden unzureichenden Ergebnis einer abdominalen Liposuktion sowie bei bereits deutlich bestehendem Hautüberschuss der Bauchwand ist eine Abdominoplastik vorzuziehen. Im Falle eines zusätzlichen Fettüberschusses ist eine präoperative Gewichtsabnahme empfehlenswert. Alternativ kommt eine Liposuktion mit Bauchdeckenstraffung im Intervall nach 6 Monaten in Frage.

Bei Fettdepots im Flanken- / Hüftbereich sollte zur Abdominoplastik eine zusätzliche Liposuktion dieser Areale in gleicher Sitzung in Erwägung gezogen werden. Bei Verdacht auf Bauchwandhernien sollte eine präoperative Ultraschalldiagnostik erfolgen.

Bei abdominalen Voroperationen muss der jeweilige Narbenverlauf berücksichtigt werden (Cave: Hautnekrosen!). So sollte beispielsweise bei einer konventionellen Cholecystektomienarbe eine kraniale Lappenpräparation vermieden und dies bei der Planung entsprechend berücksichtigt werden. Vorbestehende suprapubische Narben (nach Hysterektomie, Sectio) sollten möglichst mitreseziert werden.

Bei mäßigem Hautüberschuss ist die untere Abdominoplastik ohne Nabeltransposition (Barrett-Plastik) die Methode der Wahl. Muss der Nabel dabei transponiert werden, empfiehlt sich die Midiabdominoplastik mit epifaszialer, narbenfreier Nabelversetzung.

Eine T-förmige Schnittführung sollte möglichst vermieden werden. Seltener durchgeführte Techniken ohne Nabeltransposition sind die Schnittführung in Nabelhöhe oder die periumbilikale Raffung. Bei ausgeprägterem Hautüberschuss wird eine Abdominoplastik mit Nabeltransposition favorisiert.

Bei Verdacht auf eine muskuloaponeurotische Insuffizienz kann eine präoperative Anleitung zum Aufbau der Bauchmuskulatur erfolgen. Bei mangelndem Erfolg bzw. Vorliegen einer Rektusdiastase werden ergän-

◘ Abb. 1

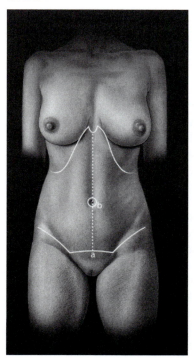

zende Muskelfasziennähte eingeplant. Nach ästhetischen Gesichtspunkten sollte die resultierende Narbe in der Bikinizone liegen.

Weiterführende Tipps

❯ Abdominoplastik, Alternativen zur Vermeidung des T-Schnitts; ❯ Abdominoplastik, Operationstechnik; ❯ Bauchdeckenplastik, modifizierte mit narbenfreier Nabelversetzung; ❯ Liposuktion, Abdomen und Flanken; ❯ Nabeltransposition

Literatur

Grolleau JL, Lavigne B, Chavoin JP et al. (1998) A predetermined design for easier aesthetic abdominoplasty. Plast Reconstr Surg 101:215–221

Kurul S, Uzunismail A (1997) A simple technique to determine the future location of the umbilicus in abdominoplasty. Plast Reconstr Surg 100:753–754

Le Louarn C, Pascal JF (2000) High superior tension abdominoplasty. Aesthetic Plast Surg 24:375–381

Mang WL (1996) Ästhetische Chirurgie Bd II. Einhorn-Presse Verlag, Reinbek

Mang WL (2005) Manual of Aesthetic Plastic Surgery 2. Springer, Berlin Heidelberg New York

Pollock H, Pollock T (2000) Progressive tension sutures: a technique to reduce local complications in abdominoplasty. Plast Reconstr Surg 105:2583–2586; discussion 2587–2588

Abdominoplastik, Operationstechnik

A. Becker, M.S. Mackowski

Ziel
Straffung des abdominalen Haut- / Fettmantels bei Cutis laxa (z. B. nach Gewichtsabnahme, Schwangerschaft, durch Hautalterungsprozess).

Problem
Eine unsachgemäße Operationstechnik erhöht das Risiko intra- und postoperativer Komplikationen und führt zu einem schlechten kosmetischen Ergebnis.

Lösung und Alternativen

Peri- und postoperative Infektions- und Thromboseprophylaxe durch Gabe von Antibiotikum und niedermolekularem Heparinderivat.

Nach Festlegung der Schnittführung am Unterbauch (z. B. w- oder bogenförmig) und Markierung der Mittellinie wird die Inzisionsebene sparsam infiltriert (auf 500 ml NaCl 0,9 % 1 ml Adrenalin 1:1000) und der Patient mit Knierolle und leicht erhöhtem Oberkörper gelagert. Die Präparationsebene verläuft streng epifaszial, wobei am unteren Schnittrand die Fettgewebsschicht mittig zunächst nach kranial auslaufend präpariert wird. Dies ist notwendig, damit beim späteren Hautverschluss der kraniale Wundrand, der in der Regel die unmittelbar supraumbilikale Zone darstellt, unterpolstert wird und somit Stufenbildungen und Hohlräume vermieden werden.

Bei dünner Fettgewebsschicht kann am kaudalen mittigen Wundrand zusätzlich eine spindelförmige Coriuminsel belassen werden. Entsprechend sollte später der Haut- / Fettlappen im Fettgewebe schräg nach kranial abgesetzt werden.

Bei der Absetzung des nach kranial unter Zug gehaltenen Haut- / Fettlappens ist eine scharfe Präparation ca.1 cm oberhalb der Faszie sowie sofortige Koagulation bzw. Unterbindung sichtbarer Gefäße ratsam, um subfasziale Blutungen / Hämatome durch Zurückgleiten größerer Perforatoren zu vermeiden. Generell ist auf eine sorgfältige Blutstillung zu achten.

◘ **Abb. 1**

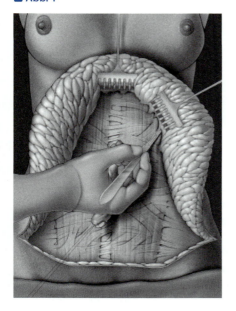

Nach Auslösung des Nabels ist eine mittige Aufteilung des Haut- / Fettlappens für die weitere Präparation bis auf Höhe der Rippenbögen und des Xiphoids hilfreich.

Eine ergänzende Liposuktion der Flanken verbessert die laterale Weichteilmobilisation. Bei Vorliegen einer muskuloaponeurotischen Insuffizienz oder Rektusdiastase sollte eine patientenangepasste mediane Fasziendopplung (Einzel- u. / o. fortlaufende Nähte) durchgeführt werden. Ebenso werden Hernien oder Faszienlücken mitversorgt.

◘ Abb. 2

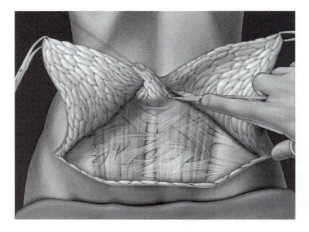

Zur Minderung der medianen Lappenspannung ist eine sparsame subkutane, rinnenförmige Lappenausdünnung von der Unterseite empfehlenswert. Im Sinne einer adäquaten Straffung ist eine stufenweise Inzision und Probefixation des zu resezierenden Haut- / Fettlappens sinnvoll. Der Oberkörper wird dabei in 30–45° Flexion gelagert.

Zur Vermeidung von Durchblutungsstörungen sowie unangenehmen Spannungsgefühlen darf der kaudale Wundrand nicht mobilisiert werden.

Um eine optimale Anpassung der Wundränder zu erreichen, wird eine provisorische Hautklammerung von jeweils lateral nach medial mit Medialisierung des kranialen Wundrands ausgeführt. Laterale Dogears werden in Fortsetzung der Inzisionslinie und mit Ausdünnung des überschüssigen Fettgewebes reseziert.

Tipps zur Nabeltransposition werden unter dem Stichwort „Nabeltransposition" beschrieben.

Nach Redoneinlage und subkutanen Fixationsnähten folgt der zweischichtige Hautverschluss und Anlage eines sterilen Kompressionsverbands.

Abdominoplastik, Operationstechnik

◘ Abb. 3

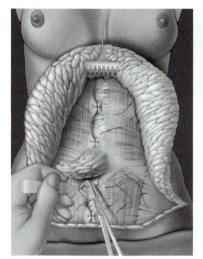

◘ Abb. 4

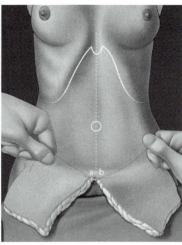

Weiterführende Tipps

❯ Abdominoplastik, Alternativen zur Vermeidung des T-Schnitts; ❯ Abdominoplastik, Indikationsstellung; ❯ Bauchdeckenplastik, modifizierte mit narbenfreier Nabelversetzung; ❯ Dog-ears, einzeitige Korrektur; ❯ Nabeltransposition; ❯ Nahttechniken, kosmetische, Kombination von intradermal und intrakutan

Literatur

Grolleau JL, Lavigne B, Chavoin JP et al. (1998) A predetermined design for easier aesthetic abdominoplasty. Plast Reconstr Surg 101:215–221

Kurul S, Uzunismail A (1997) A simple technique to determine the future location of the umbilicus in abdominoplasty. Plast Reconstr Surg 100:753–754

Le Louarn C, Pascal JF (2000) High superior tension abdominoplasty. Aesthetic Plast Surg 24:375–381

Mang WL (1996) Ästhetische Chirurgie Bd II. Einhorn Presse Verlag, Reinbek
Mang WL (2005) Manual of Aesthetic Plastic Surgery 2. Springer, Berlin Heidelberg New York
Pollock H, Pollock T (2000) Progressive tension sutures: a technique to reduce local complications in abdominoplasty. Plast Reconstr Surg 105:2583–2586; discussion 2587–2588

Anaphylaktische Reaktion

W.L. Mang, M.S. Mackowski, I. Mertz

Ziel
Schnelle und suffiziente Therapie eines Patienten mit anaphylaktischer Reaktion.

Problem
Das Risiko einer anaphylaktischen Reaktion wird im Bereich der plastisch-ästhetischen Chirurgie oft unterschätzt und im Moment des Notfalls, wenn schnelles Handeln gefragt ist, sind die Therapieprinzipien häufig nicht präsent.

Lösung und Alternativen

Die Symptome einer anaphylaktischen Reaktion müssen möglichst früh erkannt werden, um den Patienten sofort entsprechend behandeln zu können.

Anhand der Symptome kann man vier Stadien unterscheiden:
- Stadium I: Hautreaktion, Juckreiz, Ödem, Kopfschmerzen, Schwindel, Tremor
- Stadium II: zusätzlich Übelkeit, Erbrechen, Blutdruckabfall, Tachykardie, Atemnot
- Stadium III: zusätzlich Bronchospasmus, Schock
- Stadium IV: Herz-Kreislauf-Stillstand

Therapie

- sofortige Unterbindung der Allergenzufuhr
- Schocklage: Hochlagerung der Beine
- bei Bewusstlosigkeit: stabile Seitenlage

- Sicherung der Atemwege
- Sauerstoffzufuhr
- venöser Zugang
- medikamentöse Therapie (❯ *Tabelle*)
- bei Stadium IV: kardiopulmonale Reanimation

Tabelle 1
Medikamentöse Therapie der anaphylaktischen Reaktion

Stadium	Medikament	oral	i.v.
I+II	Antihistaminikum	20 ml Travegil-Sirup®	1 Amp. Travegil® 1 Amp. Fenestil®
	Kortikosteroide	20 mg Fortecortin®	500–1000 mg Urbason®
	Calcium		Calcium Verla® langsam i.v.
III	Adrenalin		1 ml-Amp. Suprarenin® (1 : 1000) auf 10 ml verdünnen davon 2–3 ml i.v.
bei Bronchospasmus	Theophyllin	Euphylong quick 200® 1–2 Brausetabletten	Bronchoparat® 200 mg 1 Amp. langsam i.v.
	Fenoterol	2–3 Hübe Berotec 100 Spray®	

Weiterführende Tipps

❯ Schmerztherapie, operative; ❯ Tumeszenzlokalanästhesie

Literatur

Hahn J-M (2003) Checkliste Innere Medizin. Thieme Verlag, Stuttgart

Schmäl F, Nieschalk M, Nessel E, Stoll W (2001) Tipps und Tricks für den Hals-, Nasen- und Ohrenarzt. Springer, Berlin Heidelberg New York

Augenlidhämatom nach Septorhinoplastik

W.L. Mang, I. Mertz

Ziel
Vermeidung postoperativer Hämatome nach Septorhinoplastik.

Problem
Subkutane Augenlidhämatome nach Septorhinoplastik können bei allen Arten von Osteotomien auftreten und sind trotz ihrer Harmlosigkeit für Patienten und Operateure gleichermaßen ärgerlich.

Lösung und Alternativen

Von erstaunlicher Wirkung ist das faltenlose Bekleben des Ober- und Unterlids in Querrichtung bis zur Lidkante auf beiden Seiten. Hierzu verwendet man am besten 2,5 cm breite Streifen des hautfreundlichen Mikropor®-Pflasters. Das Öffnen und Schließen der Augen wird dadurch nicht nennenswert behindert und die Pflaster können schon am Tag nach dem Eingriff wieder entfernt werden.

Nach dem Eingriff und über die folgende Nacht kann zusätzlich ein weicher Druckverband über beiden Orbitae angelegt werden. Hierfür kann man ein ca. 1 m langes Stück Schlauchbinde von ca. 5 cm Breite verwenden, in welches zwei passende Wattebäusche eingeknüpft werden. Die Schlauchenden verknotet man seitlich am Hinterkopf.

Weiterführende Tipps

❯ Blepharoplastik, untere, postoperative Medikation und Verhaltensmaßregeln; ❯ Epistaxis

Literatur

Schmäl F, Nieschalk M, Nessel E, Stoll W (2001) Tipps und Tricks für den Hals-, Nasen- und Ohrenarzt. Springer, Berlin Heidelberg New York

Bauchdeckenplastik, modifizierte mit narbenfreier Nabelversetzung

M.S. Mackowski

Ziel
Resektion der Überschüsse an elastischer Haut und Fettgewebe, Mitbehandlung aponeurotischer muskulärer Insuffizienzen, narbenfreie Nabelversetzung, deutlich kürzere Unterbauchnarbe.

Problem
Es ist erforderlich, vor Durchführung der Dermolipektomie die gesamte ästhetische Zone der vorderen Bauchwand unter Mitnahme der Hüftzonen in Tumeszenztechnik abzusaugen.

Lösung und Alternativen

Der Einsatz der Liposuktion in der Behandlung von Deformitäten der vorderen Bauchwand hat die klassische Bauchdeckenplastik grundlegend verändert. Die Modifikation im Sinne der Midiabdominoplastik nach Ribeiro und der Miniabdominoplastik nach Hernandez, auch Barett-Technik genannt, machen präoperativ eine sorgfältige Analyse von 3 Strukturen erforderlich: Haut, Fettgewebe und die Muskulatur.

- Haut: Elastizität, Striae, Überschuss
- Fett: Menge, Verteilung
- Muskel: Diastasen, muskuloaponeurotische Insuffizienzen, Hypotonien

Je nach Beschaffenheit dieser Punkte werden die Patienten in 6 Gruppen eingeteilt. Die modifizierte Mini- bzw. Midiabdominoplastik ist indiziert in der ästhetischen Korrektur der Bauchwanddeformitäten der Gruppen 2, 3 und 4.

Im Einzelnen bedeutet das für:

- Gruppe 2: Haut- und Fettüberschüsse mit normalen Muskelverhältnissen, aber unelastischer Haut
- Gruppe 3: mäßige Haut- und Fettüberschüsse mit Diastase
- Gruppe 4: mittlere Haut- und Fettüberschüsse mit Diastase oder Schwäche der supra- und infraumbilikalen Muskulatur

Die Gruppe 1 (alleinige Fettüberschüssen und elastische Haut) wird der Liposuktion zugeführt, die Gruppen 5 und 6 mit ausgedehnten Überschüssen unelastischer Haut und ggf. muskuloaponeurotischer Insuffizienz müssen im Sinne der klassischen Bauchdeckenplastik mit Auslösung des Nabels und Neupositionierung desselben versorgt werden.

Hierbei handelt es sich um einen teilweise sehr umfangreichen chirurgischen Eingriff mit ausgedehnten Wundflächen, langen Narben, der mit deutlich größeren Risiken behaftet ist, als die Modifikationen selbst.

Die Prinzipien bei der modifizierten Abdominoplastik bestehen in:

- Durchführung einer Liposuktion
- Durchführung einer **unteren** Abdominoplastik (Dermolipektomie)
- ggf. Straffung der muskulären Bauchdecke

Die Liposuktion sollte die komplette vordere Bauchdecke unter Mitnahme der Hüften einschließen, weil dadurch eine größere und somit für das Endergebnis günstigere schrumpfbare Hautfläche geschaffen wird.

Auch in Fällen mit wenig Fettgewebe an den Flanken und im Oberbauch ist es notwendig, das Unterhautfettgewebe mit Hilfe von Liposuktionskanülen zu tunnelieren, um eine Verschiebbarkeit der Weichteile im Sinne von „Kornähren im Wind" zu ermöglichen.

Die Inzision ist suprapubisch und kreuzt nicht die Darmbeinstachellinie.

Es wird insgesamt, je nach Technik, eine 16–20 cm lange Hautspindel, die 5–8 cm breit ist, reseziert.

Abb. 1

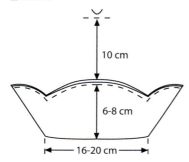

Der Abstand zum Nabel, der von der Faszie gelöst wird, aber keine äußeren Schnitte aufweist, sollte nicht unter 10–11 cm betragen.

Bei Patienten der Gruppe 4 mit Diastase der Rektusränder oberhalb und unterhalb des Nabels wird bis zum Xiphoid mobilisiert, mit anschließender Plikatur der Rektusscheide.

Danach erfolgt die Refixierung des zuvor ausgelösten Nabels an die Aponeurose 2–3 cm unterhalb des Originalsitzes mit nicht resorbierbarem Nahtmaterial.

Um einen flacheren und schmaleren Nabeltrichter zu formen, empfiehlt Ribeiro eine Rotation des Stiels um 180°, bevor der Stiel an die Aponeurose refixiert wird.

Bei einem breiten Nabel wird der Durchmesser dadurch sinnvoll verkleinert.

Bei einer oberhalb des Nabels befindlichen Delle kann zur Unterfütterung ein Dermis-Fett-Transplantat eingebracht werden.

Die hier vorgestellten Modifikationen stellen eine sehr gute Alternative dar in Fällen, bei denen die Indikation zur klassischen Abdominoplastik einfach nicht gegeben ist, aber ein vorhandener Hautüberschuss entfernt werden muss.

Einen wesentlichen Vorteil stellt die narbenfreie Nabelversetzung dar, sowie die deutlich kürzere Narbe und der komplette Verzicht auf die T-Schnittführung.

Weiterführende Tipps

❯ Abdominoplastik, Alternativen zur Vermeidung des T-Schnitts; ❯ Abdominoplastik, Indikationsstellung; ❯ Abdominoplastik, Operationstechnik; ❯ Liposuktion, Abdomen und Flanken

Literatur

Ribeiro L (1998) Midiabdominoplasty + Indications and Technique. Aesth Plast Surg 22:313–317

Hernandez P (2002) Indikation und Technik der Miniabdominoplastik. Magazin für Ästh Chir 3:12–18

Blepharoplastik, obere, Fettentfernung

W.L. Mang, I. Mertz

Ziel
Durch die Entfernung der medialen und der intermediären Fettkörper soll eine ausreichende Straffung im Oberlidbereich erreicht werden.

Problem
Das Septum orbitale darf nur punktweise gespalten werden, da es sonst im lateralen Lidbereich zu Verletzungen der Tränendrüse kommen kann. Außerdem muss auf eine penible Blutstillung geachtet werden, um Einblutungen zu vermeiden.

Lösung und Alternativen

Die Fettentfernung im Oberlidbereich erfolgt niemals im lateralen Winkel, da hier die Glandula lacrimalis verletzt werden könnte. Zunächst übt der Operateur einen leichten Druck mit dem Zeigefinger auf den Bulbus aus, um festzustellen, wo und wie viel Fett sich unter dem Septum orbitale befindet. In seltenen Fällen genügt durchaus eine reine Hautresektion.

Der Assistent spreizt nun mit einem feinen Haken das OP-Gebiet auf, der Operateur spaltet zunächst medial das Septum orbitale punktförmig mit der feinen Lidschere und präpariert den Fettüberschuss stumpf heraus, der durch leichten Druck herausquillt. Der M. tarsalis ist sichtbar, bleibt aber erhalten. Dieser Vorgang geschieht unter penibelster Blutstillung. Der Fettpürzel kann nun mit der feinen chirurgischen Pinzette vom Operateur gefasst und nach oben gezogen werden, um schließlich an seiner Basis mit einer Moskitoklemme gefasst zu werden. Mit der feinen Lidschere wird unter Belassen der gebogenen Moskitoklemme das überschüssige Fett unter penibelster Blutstillung reseziert.

Auf die gleiche Art und Weise erfolgt die Entfernung des intermediären

Fettkörpers, falls vorhanden. Dabei ist der Bulbus der limitierende Faktor der Fettresektion.

Es ist strikt darauf zu achten, dass das Septum orbitale nur punktweise gespalten wird, vor allem im lateralen Lidbereich muss es komplett intakt

◘ Abb. 1

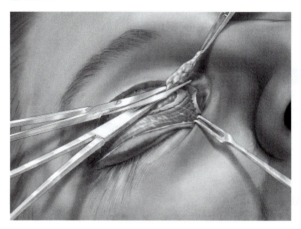

◘ Abb. 2

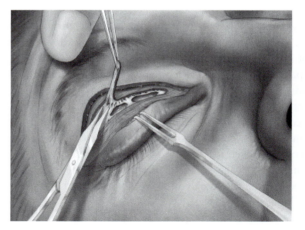

bleiben, da – wie bereits oben erwähnt – hier anatomisch die Tränendrüse zu schonen ist. In diesem Bereich ist es jedoch sehr sinnvoll, einen Bindegewebs- / Muskelstreifen zu resezieren, um die gewünschte Straffung zu erreichen. So kann die spätere Umschlagfalte neu geformt und korrekt positioniert werden. Vor allem bei kurzer Lidrand- / Brauendistanz ist es sinnvoll, einen großen Streifen aus dem M. orbicularis zu resezieren, um eine Höhenversetzung der Lidfurche zu erreichen. Hilfsnähte im Bereich des Oberlids halten wir in der Regel nicht für nötig.

Weiterführende Tipps

> Blepharoplastik, untere, Fettentfernung, medial, intermediär und lateral

Blepharoplastik, obere, Naht

W.L. Mang, I. Mertz

Ziel
Ziel ist die spannungslose Adaptation der leicht evertierten Wundränder, wobei auf die Symmetrie beider Oberlider geachtet werden muss.

Problem
Es kann zu Asymmetrien durch unterschiedlich hohe Lidfurchen kommen.

Lösung und Alternativen

Die Hautnaht erfolgt nun spannungslos mittels 6/0 oder 7/0 Ethilon Nahtmaterial. Man beginnt am lateralen Orbitarand mit einer Einzelknopfnaht. Daran schließt sich die fortlaufende oder Intrakutannaht an. Es ist darauf zu achten, dass die Wundränder leicht evertiert sind und subkutanes Gewebe nicht mitgefasst wird. Das mediale Ende des Fadens wird nicht verknotet, sondern nur mittels Steristrips fixiert, um einer Narbenbildung vorzubeugen.

Nach identischem Vorgehen auf der Gegenseite ist die Symmetrie beider Lider nochmals zu überprüfen und ggf. zu korrigieren.

Ein unmittelbar postoperativ vorhandener Lidschlitz von 1–2 mm ist sinnvoll, da nach Abschwellung der vollständige Lidschluss gewährleistet ist. Die Hautnaht sollte genau in der Umschlagfalte (Lidfurche) zu liegen kommen, da auch sie neben der Muskelresektion und den bei Bedarf erfolgten Hilfsnähten die Lidfurche determiniert und unterstützt.

Zum Abschluss erfolgt die Fixierung mit einem Steristrip, der 24 Stunden belassen wird.

Weiterführende Tipps

- Blepharoplastik, untere, Hautresektion

Blepharoplastik, obere, postoperative Verhaltens- und Therapiemaßnahmen

W.L. Mang, I. Mertz

Ziel
Es sollten gewisse postoperative Verhaltensmaßregeln beachtet werden, um ein optimales ästhetisches Resultat zu erreichen.

Problem
Werden die postoperativen Verhaltensmaßregeln nicht beachtet, kann es zu Störungen in der Wundheilung kommen.

Lösung und Alternativen

Nach etwa zwei Stunden kann der Patient die Klinik verlassen. Er sollte sich noch nicht extrem körperlich belasten und nachts bei leicht erhöhtem Oberkörper auf dem Rücken liegen. Zum Schutz von Wunde und Konjuktiva ist in den ersten Tagen eine Sonnenbrille zu tragen. In den ersten 24 Stunden erfolgt eine intermittierende Kühlung. Die Entfernung der Hautnaht erfolgt am vierten postoperativen Tag. Bei Neigung zu Schwellungen und Blutergüssen können abschwellende Medikamente hilfreich sein.

Nach zwei Wochen ist die volle körperliche Belastung auch im sportlichen Sinne wieder erreicht.

Weiterführende Tipps

▶ Blepharoplastik, untere, postoperative Medikation und Verhaltensmaßregeln

Blepharoplastik, obere, Schnittführung

W.L. Mang, I. Mertz

Ziel
Ziel ist es, sowohl ein ästhetisch als auch funktionell perfektes Ergebnis zu erreichen. Wichtig ist hierbei die exakte Anzeichnung am wachen Patienten und eine genaue Schnittführung, um Komplikationen zu vermeiden.

Problem
Werden mögliche Asymmetrien im Oberlidbereich sowie Lidfurchenhöhe und Brauenstand nicht berücksichtigt, so kann es zu unbefriedigenden Resultaten kommen.

Lösung und Alternativen

Die Anzeichnung erfolgt stets im wachen Zustand des Patienten, da sich nur so individuelle Anatomie und Physiologie nachvollziehen lassen.

Man beginnt mit der punktförmigen Markierung der unteren Umschlagfalte. Es folgt die Markierung des oberen Resektionsrands. Dieser ist durch die scharfe Grenze der sich cranial befindlichen, dickeren Gesichtshaut zur dünnen Haut des Oberlids vorgegeben. Zur besseren Übersicht lässt man den Patienten das Auge mehrmals öffnen und schließen.

Die Resektionsgrenzen sind also durch die Anatomie des Oberlids bereits vorgegeben. Es ist darauf zu achten, dass meist eine Asymmetrie zwischen rechts und links besteht. Diese muss beim Anzeichnen beachtet werden, da sie durch die Größe des resezierten Areals ausgeglichen werden muss.

Die spätere Schnittführung muss im lateralen Oberlidbereich leicht nach oben auslaufen, um auch hier einen gewissen Raffungseffekt zu erzielen und einem sog. „Kuhauge" vorzubeugen.

Da das Anzeichnen der wichtigste Schritt der Lidkorrektur ist, sollte man sich diesbezüglich viel Zeit nehmen, da man damit die Lidfurchenhöhe postoperativ determiniert. Eine niedrige Lidfurche entspricht einem jugendlichen Aspekt, eine hohe Lidfurche eher einem senilen Aussehen, da die Lidfurche physiologischerweise bei vielen Menschen als Folge involutiver Veränderungen der Levatoraponeurose im Laufe der Jahre brauenwärts wandert. Wünscht der Patient keine gleichzeitige oder zeitversetzte Brauenhebung, sollte die Lidfurche hoch angesetzt werden, um ein jugendliches und frisches Aussehen zu erreichen.

Im Anschluss erfolgt nun die Lokalanästhesie. Mittels einer 30 G-Kanüle erfolgt die Infiltration von je 4 ml Xylocain cum Adrenalin in den Oberlidbereich. Die Lösung diffundiert wie in einem Flußbett vom lateralen zum medialen Lidwinkel, wobei die Kanüle immer nach hautwärts gerichtet sein sollte, um Verletzungen des Augapfels vorzubeugen.

Die durch die Lokalanästhesie erreichte Schwellung und somit Ausbreitung der Oberlidhaut erleichtert die Schnittführung erheblich.

Der Assistent zieht mit dem Zeigefinger der linken Hand das Oberlid nach unten, während der Operateur das Lid mit zwei Fingern der linken Hand nach oben strafft. Dadurch steht zunächst der untere Schnittrand unter Spannung und es kann problemlos mit der 15er Klinge vom medialen

◘ Abb. 1

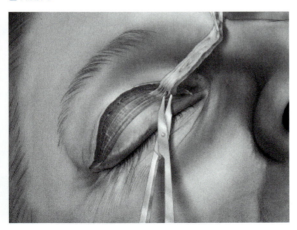

zum lateralen Oberlidrand inzidiert werden. Nun setzt man den oberen Schnittrand unter Spannung und schneidet ebenfalls von medial nach lateral entlang der Anzeichnung.

Der Assistent zieht nun beide Schnittränder vorsichtig auseinander, ohne den Bulbus zu komprimieren. Der Operateur fasst mit der feinen chirurgischen Pinzette das laterale Ende des Hautstreifens und zieht es senkrecht nach oben, während er mit der 15er Klinge und der feinen Lidschere von lateral nach medial den Hautlappen direkt über dem M. orbicularis oris abpräpariert.

Weiterführende Tipps

> Blepharoplastik, untere, Abpräparation des Haut- / Muskellappens

Blepharoplastik, untere, Abpräparation des Haut- / Muskellappens

W.L. Mang, I. Mertz

Ziel
Es muss genau so viel Haut bzw. Muskel reseziert werden, dass es zu einer optimalen Straffung im Unterlidbereich kommt und kein Ektropium entsteht.

Problem
Vor allem der unerfahrene Chirurg neigt zu einer zu ausgeprägten Haut- und Muskelresektion, was häufig in einem Ektropium endet.

Lösung und Alternativen

Dazu setzt der Operateur den Zweizinkerhaken in den oberen Schnittrand ein und zieht ihn senkrecht nach oben, während der Assistent nach wie vor die Unterlidhaut mit zwei Fingern nach inferior strafft. Der Operateur präpariert nun den aus Lidhaut und M. orbicularis oculi bestehenden Lappen entsprechend der Anzeichnung ab. Dabei werden schnell die unterhalb des Septum orbitale gelegenen Fettdepots sichtbar. Befindet man sich in der angegebenen richtigen anatomischen Schicht, gelingt diese Präparation äußerst blutarm. Der Haut- / Muskellappen wird bis zum Margo infraorbitalis abgelöst, dieser ist jederzeit gut palpabel.

Um eine ideale Übersicht zu gewinnen, wird durch den oberen Schnittrand eine 4/0 Prolene Haltenaht gezogen und diese unter vorsichtigem Zug mit einer Moskitoklemme am Haaransatz fixiert. Der Assistent setzt nun den langen Zweizinker in den Haut- / Muskellappen ein, um das abzupräparierende Areal weit aufzuspreizen. Der Operateur kann nach penibler Blutstillung sich nun die medialen, intermediären und lateralen Fettkompartimente durch stumpfe Präparation unter Zuhilfenahme einer ausgezogenen, feuchten Minikompresse darstellen. Das Septum orbitale ist nun als dünnes graues Häutchen vollständig sichtbar. Herniationen oder bereits bestehende Dehiszenzen sind gut palpabel.

Weiterführende Tipps

> Blepharoplastik, obere, Schnittführung

Blepharoplastik, untere, Fettentfernung, medial, intermediär und lateral

W.L. Mang, I. Mertz

Ziel
Ziel ist es, so viel Fett zu resezieren, dass ein optimales ästhetisches Resultat entsteht und ein Hohlauge vermieden wird.

Problem
Es ist hier auf eine adäquate Fettresektion zu achten. Eine Überkorrektur würde in einem Hohlauge enden und damit dem gewünschten ästhetischen Erfolg entgegenstehen.

Lösung und Alternativen

Man beginnt mit der medialen Fettresektion. Nach vorsichtiger punktförmiger Spaltung des Septum orbitale wird durch leichten Druck auf den Bulbus der mediale Fettbürzel nach außen luxiert und unter penibelster Blutstillung freipräpariert. Mit der Moskitoklemme wird der Fettbürzel an seiner Basis gefasst. Unter Belassen der Klemme wird nun der Bürzel mit der feinen Lidschere reseziert. Um eine Blutung in den Bulbus hinein zu vermeiden, muss bei immer noch liegender Klemme der Fettstumpf mit der bipolaren Pinzette koaguliert werden.

Aus Sicherheitsgründen wird nun der Fettstumpf unterhalb der Moskitoklemme mit einer feinen chirurgischen Pinzette, die man mit der linken Hand führt, gefasst. Es erfolgt die Entfernung der Klemme und die nochmalige bipolare Koagulation des Fettstumpfs oberhalb der chirurgischen Pinzette. Nun erst kann der Stumpf losgelassen werden, er schlüpft sofort unter das Septum orbitale zurück.

Es schließt sich die intermediäre und laterale Fettentfernung in der gleichen Technik an. Dabei ist darauf zu achten, dass das Septum orbitale jeweils nur punktförmig gespalten wird und die Grenzen für die Fettentfernung nach cranial der Caudalrand des Tarsus inferior sowie nach caudal der Margo infraorbitalis bilden.

◘ Abb. 1

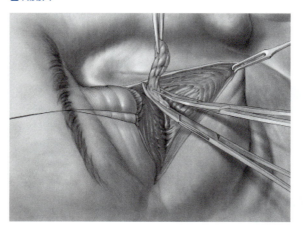

◘ Abb. 2

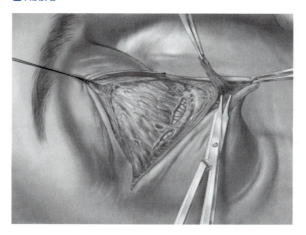

Abschließend wird durch leichten Druck auf den Bulbus kontrolliert, ob eine homogene Fettentfernung stattgefunden hat.

Je nach Ausmaß des präoperativen Befunds wird nun entschieden, ob ein schmaler Muskelstreifen aus dem M. orbicularis reseziert werden sollte oder nicht. Der Operateur fasst dazu mit der feinen chirurgischen Pinzette den cranialen Rand des M. orbicularis oculi, der sich unterhalb des unteren Hautschnittrands befindet und reseziert einen entsprechenden Muskelstreifen (max. 1–3 mm).

Dies ist gleichzeitig eine Voraussetzung für die spätere Hautresektion. Es werden dadurch Unebenheiten und Verdickungen an der Schnittfläche vermieden. Zusätzlich ergibt die Muskelresektion einen Straffungseffekt.

Es schließt sich die nochmalige Wundrevision und Blutstillung mit der feinen bipolaren Pinzette unter Zuhilfenahme einer feuchten, ausgezogenen kleinen Kompresse an.

Weiterführende Tipps

▶ Blepharoplastik, obere, Fettentfernung; ▶ Lipotransfer, Spacelift

Blepharoplastik, untere, Hautresektion

W.L. Mang, I. Mertz, M.S. Mackowski

Ziel
Es muss eine dosierte Hautresektion im Unterlidbereich erfolgen, um eine ausreichende Straffung zu erreichen und ein Ektropium zu verhindern.

Problem
Wird zu viel Haut resiziert und auf eine Periostnaht verzichtet, besteht die Gefahr eines Ektropiums.

Lösung und Alternativen

Es wird nun der Haltefaden entfernt und die überschüssige Unterlidhaut mit einer feuchten kleinen Kompresse nach cranial ausgestrichen. Dazu sollte man, sofern sich der Patient in Lokalanästhesie befindet, den Mund mehrmals öffnen und schließen lassen, um nur die Haut zu resezieren, die sich spannungslos über dem Bulbus ausstreichen lässt. Jeglicher Zug ist zu vermeiden. Der Operateur fasst die Haut am lateralen Lidwinkel mit der kleinen chirurgischen Pinzette und reseziert unter leichtem Zug parallel zur Palpebra inferior die überschüssige Haut. Erst danach erfolgt die Hautresektion lateral des Angulus oculi lateralis im Krähenfußbereich.

Oftmals ist nun eine sog. Periostnaht sehr sinnvoll und erforderlich, um einem postoperativen Ektropium vorzubeugen. Ein bis zwei solcher Verankerungsnähte aus nicht-resorbierbarem Nahtmaterial (z. B. 5/0 Merclene) werden entweder durch den periostalen Ansatz des Lidbändchens oder durch das Periost des äußeren Orbitarands und durch den nun nach außen und oben gestrafften Orbicularis geführt und in der Tiefe versenkt.

Abb. 1

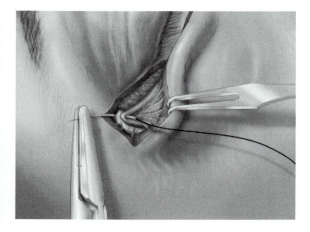

Weiterführende Tipps

› Blepharoplastik, obere, Schnittführung

Blepharoplastik, untere, Naht

W.L. Mang, I. Mertz

> **Ziel**
> Die Wundränder sollen spannungslos adaptiert werden.

> **Problem**
> Zu starke Spannungsverhältnisse sowie eine unsachgemäß gelegte Naht können den Heilungsprozess behindern.

Lösung und Alternativen

Vor der Hautnaht kann etwas Fibrinkleber im Wundbett verteilt werden, um Hämatomen und Schwellungen vorzubeugen. Es folgt die spannungslose Modellierung des Hautlappens an den Schnittrand.

Mit der Hautnaht beginnt man lateral. Bis zum Angulus oculi lateralis erfolgen zunächst drei bis vier Einzelknopfnähte mittels 6/0 nicht-resorbierbaren Nahtmaterials. Dabei ist auf eine feine Nadel zu achten, um keine Blutungen durch die Stichinzisionen zu verursachen.

Anschließend erfolgt der Wundverschluss mittels einer 7/0 fortlaufenden Naht entlang des Limbus cutaneus. Dabei führt der Assistent den Faden stets unter leichtem Zug. Der letzte Einstich im Angulus oculi medialis sollte von cranial nach caudal führen, um Reizungen der Konjunktiva während der Heilungsphase zu vermeiden. Das Fadenende wird relativ lang abgeschnitten und nicht verknotet, um Verziehungen oder Narben vorzubeugen.

Die Alternative der Intrakutannaht ist durchaus möglich, bringt jedoch keinen kosmetischen Vorteil.

Weiterführende Tipps

▶ Blepharoplastik, obere, Naht

Blepharoplastik, untere, postoperative Medikation und Verhaltensmaßregeln

W.L. Mang, I. Mertz

Ziel
Um ein optimales ästhetisches Resultat zu erzielen, müssen gewisse postoperative Verhaltensmaßregeln beachtet werden.

Problem
Sollten die entsprechenden Verhaltensmaßregeln nicht beachtet werden, kann es zu Komplikationen in der Phase der Wundheilung kommen.

Lösung und Alternativen

In der Regel bleibt der Patient eine Nacht unter intermittierender Kühlung stationär. Bei Durchführung der Operation in Lokalanästhesie verlässt der Patient zwei bis vier Stunden nach dem Eingriff die Klinik.

Die präoperativ begonnene Antibiose kann, muss aber nicht fortgesetzt werden. Die Steristrips werden am ersten postoperativen Tag, die Fäden am vierten postoperativen Tag entfernt.

Für mindestens acht Tage ist eine Sonnenbrille zu tragen, um sonnenbedingte Wund- und konjunktivale Reizungen zu vermeiden.

Der Heilungsprozess dauert länger als bei einer Oberlidoperation. Leichte Schwellungen und Hämatome können bis zu zwei Wochen anhalten.

Lymphdrainagen beschleunigen die Abschwellung, Hämatome können mit Camouflage nach der Fädenentfernung vorübergehend abgedeckt werden.

Sollten kleine Narben zurückbleiben, können diese nach einem halben Jahr mit dem Erbium Yag- oder CO_2-Laser poliert werden, was jedoch nur in seltensten Fällen nötig ist.

Weiterführende Tipps

❯ Hals- / Wangen-Lifting, Gefahren und Komplikationen; ❯ Hals- / Wangen-Lifting, Verband und postoperative Nachsorge

Blepharoplastik, untere, Schnittführung

W.L. Mang

Ziel
Ziel ist es, sowohl ein ästhetisch als auch funktionell perfektes Ergebnis zu erreichen.

Problem
Im Bereich des Unterlids liegt meist nicht nur eine Erschlaffung der Lidhaut vor, sondern auch eine Überdehnung des Septums orbitale mit Dehiszenzen, was zu einem Prolaps des Orbitafettgewebes führen kann. Zusätzlich kann sich im Unterlidbereich zwischen Haut und M. orbicularis Flüssigkeit ansammeln, wodurch die sog. Tränensäcke entstehen.

Lösung und Alternativen

Die Schnittführung erfolgt etwa 2 mm subciliär und läuft nach lateral in einem natürlichen Krähenfuß aus. Dabei ist darauf zu achten, dass die laterale Grenze der Augenbraue in der Regel nicht überschritten werden sollte. Auch im Unterlidbereich ist die Lidhaut rein optisch von der des Gesichts zu unterscheiden. Sie ist wesentlich dünner und feiner. Dadurch ist die spätere Unterminierungsgrenze bereits vorgegeben. Diese Unterminierungsgrenzen werden nun angezeichnet.

Medial endet die Schnittführung 1–2 mm vor dem Punctum lacrimale, um Verletzungen desselben bzw. des Saccus lacrimalis vorzubeugen.

Anschließend infiltriert man etwa 4 ml Xylocain cum Adrenalin subkutan von lateral nach medial, wobei die Spitze der Kanüle stets zur Hautoberfläche gerichtet ist, um den Bulbus nicht zu verletzen. So verteilt sich das Anästhetikum gut in die bereits angezeichneten und zu unterminierenden Areale. Dadurch sind die späteren Präparationsgrenzen gut vorgegeben.

Beginn üblicherweise mit dem rechten Auge. Der Anfänger sollte jetzt nochmals die Schnittgrenzen kontrollieren und nachzeichnen. Die 15er Klinge wird am lateralen Punkt der Anzeichnung angesetzt und durchtrennt die Haut zunächst bis zum äußeren Lidwinkel. Diese Strecke sollte maximal 5 mm betragen, um die anatomische Einheit des lateralen Lidbereichs nicht zu verletzen. Jetzt zieht der Assistent mit zwei Fingern die Unterlidhaut nach inferior, während der Operateur die Haut nach cranial strafft. Der Schnitt wird nun mit der feinen Lidschere nach der subkutanen Unterminierung nach medial fortgesetzt. Dabei ist darauf zu achten, dass immer im Abstand von 2 mm subciliär parallel zum Limbus cutaneus geschnitten wird.

Es ist strikt darauf zu achten, nicht zu nahe an den lateralen Lidwinkel heranzugehen, um einer postoperativen Verengung der Lidspalte vorzubeugen.

Weiterführende Tipps

> Blepharoplastik, obere, Schnittführung

Blutungszeit

W.L. Mang, I. Mertz

Ziel
Präoperativer Ausschluss einer vermehrten Blutungsneigung.

Problem
Nicht nur Antikoagulanzien wie beispielsweise Marcumar®, sondern auch Thrombozytenaggregationshemmer, allen voran die Acetylsalicylsäure, werden heute in zunehmendem Maße eingesetzt. Von deren zahlreichen Nebenwirkungen ist für jeden chirurgisch tätigen Arzt vor allem die verstärkte intraoperative Blutungsneigung von Bedeutung, die verheerende Ausmaße annehmen kann.

Lösung und Alternativen

Die Patienten sind diesbezüglich aufzuklären und darauf hinzuweisen, die entsprechenden Medikamente rechtzeitig abzusetzen.

Zur präoperativen Vorbereitung gehört die Untersuchung des Gerinnungsstatus. Hierfür sollten Quick, PTT und die Thrombozytenzahl bestimmt werden. Doch selbst unter ASS-Medikation oder bei Thrombozytenfunktionsstörungen können diese Werte scheinbar normal sein, weshalb die Bestimmung der Blutungszeit vorgenommen werden sollte. Durch diese einfache und kostengünstige Untersuchung kann das intra- und postoperative Blutungsrisiko minimiert werden.

Methode der Blutungszeitbestimmung

Mit einer Lanzette wird entweder ins Ohrläppchen oder in eine Fingerbeere gestochen. Das austretende Blut wird mit einem Filterpapier alle 15–30 s entfernt und die Zeit, bis kein Blut mehr austritt, bestimmt. Eine Blutungszeit von 3–5 min ist normal.

Weiterführende Tipps

❯ Anaphylaktische Reaktion; ❯ Hals- / Wangen-Lifting, Gefahren und Komplikationen

Literatur

Schmäl F, Nieschalk M, Nessel E, Stoll W (2001) Tipps und Tricks für den Hals-, Nasen- und Ohrenarzt. Springer, Berlin Heidelberg New York

# Brachioplastik, Präparation

M.S. Mackowski, A. Becker

Ziel
Straffung des Haut-/Weichteilmantels am Oberarm bei Cutis laxa, ausreichende und spannungsfreie Resektion.

Problem
Eine unsachgemäße Präparation des Haut-/Fettlappens birgt die Gefahr schwerwiegender Komplikationen, wie Gefäß-/Nervenverletzungen, Hautnekrosen etc.

Lösung und Alternativen

Der Arm wird präoperativ in 90° Schulterabduktion gelagert, wobei auf eine ausreichende Unterpolsterung geachtet und eine Traktion am Plexus brachialis vermieden werden muss. Anschließend werden die zu resezierenden Areale im Sinne einer Hydrodissektion und medikamentösen Blutstillung in der Präparationsebene tumesziert (auf 500 ml NaCl 0,9 % 1 ml Adrenalin 1 : 1000), pro Seite ca. 100 ml.

Dann Beginn an der ventralen Markierungslinie mit senkrechtem Hautschnitt, im Subkutangewebe 30° Neigung, damit beim Wundverschluss keine zentrale Einsenkung entsteht. Anschließend tangentiale epifasziale Präparation des Haut-/Fettlappens, wobei auf eine Schonung des N. cutaneus brachii medialis geachtet werden muss. Die Präparation wird bis zur dorsalen Markierungslinie fortgesetzt, keine wesentliche weitere Mobilisation zur Vermeidung von Wundheilungsstörungen und Serombildungen. Vor der endgültigen Resektion des Haut-/Fettlappens ist eine stufenweise Inzision mit Probefixation zu empfehlen. So kann eine optimale Straffung und Symmetrie erreicht werden. Die Absetzung des Hautlappens erfolgt ebenfalls mit senkrechtem Hautschnitt und 30° Neigung im Subkutangewebe. Es folgt eine sorgfältige Blutstillung, ggf. Einlage je einer Redondrainage für einen Tag.

◘ Abb. 1

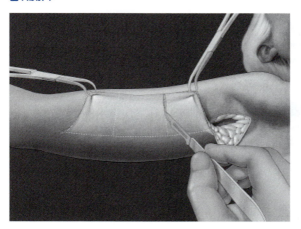

◘ Abb. 2

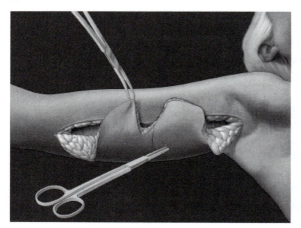

Abb. 3

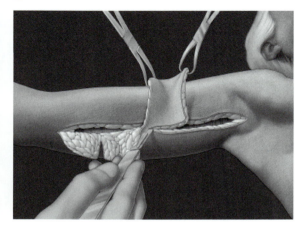

Beim Hautverschluss sollte von distal nach proximal gearbeitet werden. Im Einzelnen bedeutet das, eine primäre Subkutan-Fasziennaht in der Axilla zu verankern, einzelne adaptierende Subkutannähte in der Längsnaht zu setzen, um dann die Haut vom Oberarm Richtung Axilla zu vermitteln. Der sich ggf. noch ergebende axilläre Hautüberschuss kann ohne Probleme nachreseziert werden (im Sinne einer fish-tale-Resektionsform).

Der Hautverschluss erfolgt zweischichtig (intradermal und intrakutan) mit resorbierbarem Nahtmaterial, abschließend Feinadaptation der Wundränder mit Steristrips, Wundverband mit sterilen Kompressen, Watte und elastische Wicklung. Postoperative Armlagerung in 45° Schulterabduktion.

Weiterführende Tipps

❯ Brachioplastik, Schnittführung; ❯ Dog-ears, einzeitige Korrektur; ❯ Liposuktion, Oberarme, Schulter, Brust; ❯ Nahttechniken, kosmetische, Kombination von intradermal und intrakutan

Literatur

Goodio AS (1990) Brachioplasty: new technique. Ann Chir Plast Esthet 35:201–208

Mang WL (1996) Ästhetische Chirurgie Bd I. Einhorn Presse Verlag, Reinbek

Mang WL (1996) Ästhetische Chirurgie Bd II. Einhorn Presse Verlag, Reinbek

Mang WL (2005) Manual of Aesthetic Surgery 2. Springer, Berlin Heidelberg New York

Pitanguy J (1981) Aesthetic Plastic Surgery of Head and Body. Springer, Berlin Heidelberg New York

Regnault P (1983) Brachioplasty axilloplasty and pre-axilloplasty. Aesthetic Plast Surg 7:31–36

Teimourian B, Malekzadeh S (1998) Rejuvenation of the upper arm. Plast Reconstr Surg 102:545–551

Brachioplastik, Schnittführung

M.S. Mackowski, A. Becker

Ziel
Straffung des Haut- / Weichteilmantels am Oberarm bei Cutis laxa, ausreichende und spannungsfreie Resektion.

Problem
Das Resektionsmuster muss so gewählt werden, dass eine möglichst unauffällige Positionierung der resultierenden Narbe ohne Einschränkung der Bewegungsfähigkeit sowie ein gutes, symmetrisches Straffungsergebnis erreicht wird.

Lösung und Alternativen

Im Vordergrund eines ausführlichen Aufklärungsgesprächs steht natürlich neben den Vorstellungen des Patienten die genaue Information über Verlauf und Länge der resultierenden Narbe. Es folgt die präoperative Planung am stehenden Patienten in 30–45° Schulterabduktion und 70° Ellenbogenflexion. Zuerst Markierung des Sulcus bicipitalis medialis als Orientierungslinie. Durch Zusammenfalten des überschüssigen Hautlappens können die äußeren Resektionsgrenzen abgeschätzt und markiert werden; dabei müssen natürlich auch vorbestehende Asymmetrien beachtet werden. Die ventrale bogenförmig-longitudinale Resektionslinie ist in der Regel ca. 2 Querfinger oberhalb des Sulcus bicipitalis medialis lokalisiert. Der genaue Verlauf der dorsalen bogenförmig-longitudinalen Resektionslinie kann erst intraoperativ bestimmt werden. Die Schnittführung darf nicht über den Epicondylus humeri medialis hinausgehen! Die resultierende Narbe verläuft somit an der Oberarminnenseite, im Idealfall nur im kranialen Oberarmdrittel, und ist bei herunterhängendem Arm weder von vorne noch von hinten zu sehen.

Abb. 1

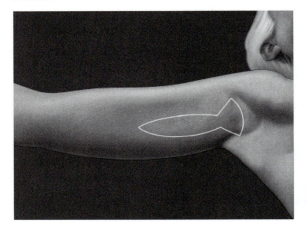

Bei ausgeprägterem Befund der Cutis laxa ist eine axilläre Schnitterweiterung im Sinne einer „fish-tale-excision" unumgänglich, dabei sollte die hintere und vordere Axillarlinie nicht überschritten werden.

Abb. 2

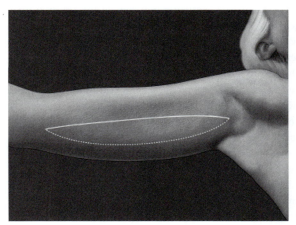

Um ein optimales, symmetrisches Straffungsergebnis zu erreichen, ist eine stufenweise Inzision des Hautfettlappens mit anschließender Probefixation sinnvoll und erst dann eine endgültige Resektion.

Subkutane resorbierbare Nähte zur Adaptation der Wundhöhle und Minderung der Hautspannung sowie ein zweischichtiger kosmetischer Hautverschluss sind eine Voraussetzung für eine unauffällige Narbenbildung, ebenso wie eine konsequente Narbenpflege.

Weiterführende Tipps

Brachioplastik, Präparation; Liposuktion, Oberarme, Schulter, Brust

Literatur

Goodio AS (1990) Brachioplasty: new technique. Ann Chir Plast Esthet 35:201–208

Mang WL (1996) Ästhetische Chirurgie Bd I. Einhorn Presse Verlag, Reinbek

Mang WL (1996) Ästhetische Chirurgie Bd II. Einhorn Presse Verlag, Reinbek

Mang WL (2005) Manual of Aesthetic Surgery 2. Springer, Berlin Heidelberg New York

Pitanguy J (1981) Aesthetic Plastic Surgery of Head and Body. Springer, Berlin Heidelberg New York

Regnault P (1983) Brachioplasty axilloplasty and pre-axilloplasty. Aesthetic Plast Surg 7:31–36

Teimourian B, Malekzadeh S (1998) Rejuvenation of the upper arm. Plast Reconstr Surg 102:545–551

Brustdeformität, tubuläre, Kriterien zur Auswahl des Operationsverfahrens

A. Becker, M.S. Mackowski

Ziel
Korrektur der Fehlentwicklung / Hypoplasie der beiden unteren Quadranten der Brust mit entsprechend kurzem Abstand zwischen Mamille und Submammärfalte und eines häufig assoziierten Mamillenprolapses und einer Ptose der Brust.

Problem
Je nach Ausprägung stellt die Korrektur der tubulären Brustdeformität eine Herausforderung in der ästhetischen Brustchirurgie dar.
Das Erreichen einer guten Ausformung und Volumenauffüllung der unteren Quadranten sowie die Notwendigkeit, die Submammärfalte weiter nach kaudal zu setzen, kann bei einem kaudalen Hautdefizit zusätzlich erschwert sein.
Der Mamillenprolaps entsteht durch eine insuffiziente Corium-Struktur, es besteht daher die Gefahr einer erneuten postoperativen Mamillenvergrößerung.
Voraussetzung für ein optimales Ergebnis ist die Auswahl und Kenntnis der adäquaten Operationstechnik.

Lösung und Alternativen

Die Technik muss dem jeweiligen Fall angepasst werden:
1. Ein isolierter Mamillenprolaps bei ausreichendem Brustvolumen, auch in den unteren Quadranten, wird durch eine periareoläre Straffung mit Coriumdopplung behandelt. Bei zusätzlicher tubulärer Fehlausbildung sollte der in den oberen Quadranten vorhandene Drüsenkörper von dorsal gelöst und mit Hilfe von kaudalen radiären Drüseninzisionen

ausgebreitet werden. Diese Anteile werden dann nach kaudal verlagert.
2. Bei fehlendem Volumen, jedoch noch ausreichendem kaudalen Hautmantel, empfiehlt sich eine zusätzliche Einlage von epipektoralen Silikonimplantaten, je nach Befund rund oder anatomisch geformt, da durch die epipektorale Lage eine bessere kaudale Hautdehnung und Ausformung sowie Volumengebung erzielt werden kann. Zusätzlich können kaudale radiäre Drüseninzisionen des Drüsenkörpers sinnvoll sein. Alternativ kommt eine submuskuläre Implantateinlage mit „hoher" Durchtrennung des M. pectoralis major, eventuell kombiniert mit einer Mastopexie, in Frage.
3. Bei ausgeprägtem kaudalem Hautdefizit muss eine zweizeitige Korrektur mit Expandereinlage (z. B. Croissant-Form) in Erwägung gezogen werden. Erwähnt werden sollte noch die Möglichkeit einer thorakoepigastrischen Lappenplastik, die jedoch mit weit größeren Narbenverläufen einhergeht.

Weiterführende Tipps

❯ Mammaaugmentation, epipektorale Präparation; ❯ Mammaaugmentation, submuskuläre Präparation; ❯ Mammastraffung, periareoläre; ❯ Mastopexie bei Mammaaugmentation, einzeitig

Literatur

Benelli LA (1990) A new periareolar mammoplasty: The round block technique. Aesth Plast Surg 14:93–100

Elliott LF (2002) Circumareolar mastopexie with augmentation. Clin Plast Surg 29:337–347

Hinderer UT (2001) Circumareolar dermo-glandular plication: a new concept for correction of breast ptosis. Aesth Plast Surg 25:404–420

Hoffmann S (1982) Two stage correction of the tuberous breast. Plast Reconstr Surg 69: 69

Williams G, Hoffmann S (1981) Mammaplasty for tuberous breasts. Aesthetic Plast Surg 5:51–56

Diagnostik, präoperative

W.L. Mang, M.S. Mackowski, I. Mertz

Ziel
Ausschaltung präoperativer Risiken zur Minimierung des OP-Risikos.

Problem
Durch ungenügende präoperative Diagnostik kommt es nicht selten zu postoperativen Komplikationen, die vermeidbar gewesen wären.

Lösung und Alternativen

Jeder Patient sollte zum Operationstermin neben der hausärztlichen Bescheinigung der Operationsfähigkeit folgende Untersuchungsbefunde mitbringen:

- Blutbild mit Gerinnung, Elektrolyte, Kreatinin, Leberwerte, Blutzucker
- EKG ab 40 Jahren oder bei bekannten Herzerkrankungen
- Röntgenbild der Lunge ab 50 Jahren oder bei bekannten Atemwegserkrankungen
- alte Befunde / Berichte bei Voroperationen
- Allergieausweis (falls vorhanden)
- bei Liposuktion zusätzliche Blutwerte:
  - APC-Resistenz zur Abschätzung des Thromboembolie-Risikos
  - Glucose-6-Phosphat-Dehydrogenase zur Abschätzung der Verträglichkeit des zu verwendenden Lokalanästhetikums
- bei Liposuktion am Bauch oder bei Bauchdeckenstraffung:
  - Aktueller Sonographie-Befund vom Abdomen zum Ausschluss einer Hernie

- bei Liposuktion der männlichen Brust:
  - Aktueller Sonographie-Befund der Brust und Abklärung des Hormonstatus durch den Hausarzt
- bei Brustoperationen:
  - aktueller Sonographie-Befund der Brust
  - ab 35 Jahren zusätzlich aktueller Mammographie-Befund

Außerdem sollten die Patienten daran erinnert werden, alle blutgerinnungshemmenden Medikamente / Substanzen zwei Wochen vor dem Operationstermin abzusetzen: z. B. ASS100, Aspirin, Marcumar, Trental, Wobenzym, Phlogenzym, Bromelain, Arnika, Aloe vera, Gingko, Teufelskralle.

Es ist darauf zu achten, die Patienten nicht nur nach Medikamenten zu fragen, sondern nach allen Präparaten, die sie einnehmen. Denn viele Vitamine und homöopathische Präparate können ebenfalls die Gerinnung beeinträchtigen.

Weiterführende Tipps

> Abdominoplastik, Indikationsstellung; > Anaphylaktische Reaktion; > Endokarditisprophylaxe

Literatur

Hahn J-M (2003) Checkliste Innere Medizin. Thieme Verlag, Stuttgart

Dog-ears, einzeitige Korrektur

A. Becker

> **Ziel**
> Narbensparende Entfernung von dog-ears oder lateralen Überhängen.

> **Problem**
> Bei Straffungsoperationen können Haut- / Weichteilüberschüsse an den lateralen Nahtenden verbleiben. Eine einzeitige vollständige Exzision führt oft zu unerwünschten Narbenverlängerungen.

Lösung und Alternativen

Der laterale Weichteilüberschuss muss zuerst ausgedünnt werden. Dies kann mittels Liposuktion oder lokaler Exzision von Fettgewebe erreicht werden. Ziel ist neben einer Volumenreduktion eine postoperative narbige Gewebeschrumpfung.

Die darüber liegende überschüssige Haut wird nun sparsam spindelförmig entfernt. Das Corium muss bis zum äußersten Ende inzidiert werden, da es sonst zu Aufwerfungen bei der Hautadaptation kommt. Bei der intrakutanen Feinadaption ist eine geringe Hautraffung meist günstig. Ein persistierender geringer Hautüberschuss kann zugunsten eines kürzeren Narbenverlaufs belassen und der postoperativen, durch die Weichteilausdünnung begünstigten Gewebeschrumpfung überlassen werden. Eine ggf. sekundäre Nachkorrektur in Lokalanästhesie ist dann meist von geringerem Ausmaß.

Weiterführende Tipps

- Abdominoplastik, Operationstechnik; - Brachioplastik, Präparation;
- Infraglutäale Straffung; - Mammareduktionsplastik, narbensparende T-Technik; - Oberschenkelstraffung, Operationstechnik

Literatur

Grabb WC, Aston SJ, Smith JW (1997) Plastic Surgery. Lippincott Williams & Wilkins

Endokarditisprophylaxe

W.L. Mang, M.S. Mackowski, I. Mertz

Ziel
Vermeidung einer Endokarditis durch operationsbedingte Bakteriämie.

Problem
Das Endokarditisrisiko hängt von der kardialen Erkrankung und von der Art des operativen Eingriffs ab.

Folgende kardiale Erkrankungen gehen mit einem hohen Endokarditisrisiko einher:
- komplexe kongenitale Vitien, z. B. Fallot-Tetralogie, Gefäßtransposition
- Herzklappenprothesen
- frühere bakterielle Endokarditis

Folgende kardiale Erkrankungen gehen mit einem geringeren Endokarditisrisiko einher:
- hypertrophe Kardiomyopathie
- erworbene Klappenfehler
- Mitralklappenprolaps mit Insuffizienz
- die Mehrzahl anderer Vitien

Folgende kardiale Situationen erfordern keine Endokarditisprophylaxe:
- funktionelle Herzgeräusche
- Mitralklappenprolaps ohne Insuffizienz
- isolierter Septum-secundum-Defekt
- nach aortokoronarer Bypassoperation
- nach Implantation eines Schrittmachers oder eines Defibrillators
- nach Operation von Vorhofseptumdefekt, Ventrikelseptumdefekt oder Ductus arteriosus Botalli

Lösung und Alternativen

Zur Endokarditisprophylaxe sollte eine Antibiotikabehandlung nach den aktuellen Empfehlungen der American Heart Association erfolgen:

 Tabelle 1

Situation	Antibiotikum	Dosierung Erwachsene	Dosierung Kinder
Standard	Amoxicillin (Amoxicillin ratiopharm®)	2 g p.o.	50 mg / kg KG p.o.
	Amoxicillin + Clavulansäure (Augmentan®)	2,2 g i.v	20 mg / kg KG i.v.
Penicillin-Allergie	Clindamycin (Sobelin®)	600 mg p.o. / i.v. (Kurzinfusion)	20 mg / kg KG p.o. / i.v. (Kurzinfusion)

Weiterführende Tipps

> Anaphylaktische Reaktion

Literatur

Hahn J-M (2003) Checkliste Innere Medizin. Thieme Verlag, Stuttgart

Loick HM (2000) Tipps und Tricks für den Anästhesisten. Springer, Berlin Heidelberg New York

Epistaxis

W.L. Mang, I. Mertz

Ziel
Schnelle und suffiziente Behandlung eines Patienten mit Nasenbluten.

Problem
Im Bereich der plastisch-ästhetischen Chirurgie kann es nach Septorhinoplastik gelegentlich zu Nasenbluten kommen, was eine adäquate Blutstillung erfordert.

Lösung und Alternativen

Die Mehrzahl der Patienten blutet aus dem Locus Kiesselbachii, einer arteriolenreichen Stelle am vorderen knorpeligen Septum. Lebensbedrohliche Blutverluste sind daraus nicht zu befürchten.

Der Patient sollte aufrecht sitzen und den vorgebeugten Kopf über eine Nierenschale halten, damit kein Blut unbemerkt in den Rachen fließt und die Stärke der Blutung abgeschätzt werden kann. Wichtig ist auch die Beruhigung des verängstigten Patienten.

An der nicht-operierten Nase genügt oft schon das Zusammendrücken der Nasenflügel für einige Minuten mit nachfolgender Salbenpflege des Naseninneren (z. B. Bepanthen-Nasensalbe®).

Ansonsten kommen örtliche Maßnahmen am Locus Kiesselbachii in Betracht. In Oberflächenbetäubung (z. B. 4 %Xylocain®) können Ätzung, Elektrokoagulation, Laserbehandlung oder auch Unterspritzung mit Novocain-Suprarenin durchgefürt werden. Die Maßnahmen sollten jedoch nie beidseitig an korrespondierender Stelle angewandt werden, da die Gefahr der konsekutiven Septumperforation besteht. Es sollte auch auf den Gebrauch von sog. blutstillender Watte wegen diffuser Schleimhautnekrotisierungen verzichtet werden.

Epistaxis

Bei anhaltender oder stärkerer Blutung muss tamponiert werden, wobei man zwischen einer vorderen Nasentamponade und einer hinteren Nasentamponade (Bellocq-Tamponade) unterscheiden kann.

Für die Blutstillung durch anteriores Tamponieren werden meist die sog. Schichttamponaden verwendet. Diese werden aus übereinander gefalteten und mit Aureomycin-Salbe durchfetteten Fingerbinden von 2 cm Breite und etwa Zigarettenlänge (Zigarettentamponaden) hergestellt. Unter Schleimhautoberflächenanästhesie (z. B. 4 % Xylocain) werden die Tamponaden eingelegt. Es werden immer beide Nasenseiten tamponiert, da der flexible Septumknorpel bei einseitiger Tamponade dem Druck zur frei bleibenden Seite nachgeben würde.

Blutet es im hinteren Nasenbereich, so kann man längere Tamponadenpäckchen verwenden, die bis in den Epipharynx reichen. Dort können sie von retronasal mit dem Finger oder auch mit einem Kugeltupfer in die Choane hineingepresst werden und die Blutung auf diese Weise stoppen.

Die eingebrachten Tamponaden werden zur Sicherung gegen Durchrutschen durch die Choane und u. U. Aspiration beidseits an ihrem vorderen Ende mit einem Haltefaden durchstochen und vor der Columella lose verknotet. Es ist darauf zu achten, dass der Haltefaden bei Pflasterfixierung auf dem Nasenrücken nicht domwärts in die Nares einschneidet, da kosmetisch sehr störende Sekundärheilungen die Folge sein können. Außerdem ist darauf zu achten, die Anzahl der rechts und links eingelegten Tamponadestreifen zu vermerken, damit bei der Enttamponierung nach 3–4 Tagen nichts zurückbleibt. Eine antibiotische Sinusitis-Prophylaxe ist bei jeder Form der Nasentamponade obligat.

Die hintere Tamponade, auch Bellocq-Tamponade genannt, ist ein sehr sicheres und schonendes Verfahren bei anhaltender Blutung nach vergeblicher vorderer Tamponade oder bei stärkerer Blutung aus größeren Gefäßen (z. B. A sphenopalatina).

Am intubierten Patienten wird hierbei durch jedes Nasenloch eine weiche Sonde (z. B. Silikonabsaugkatheter) vorgeschoben und aus dem Mund wieder herausgeleitet. An jedem Sondenende werden Zugfäden befestigt, an deren Ende sich wiederum fest umschnürte Mullkompressen befinden. Diese Tamponadenbällchen sollten in Größe und Form ungefähr dem Daumenendglied des Patienten entsprechen. Durch Zug an den transnasalen Sondenenden können die Tamponaden retrograd im Nasenrachenraum platziert werden. Sind die Tamponaden vorher angefeuchtet, sind sie formbarer und lassen sich leichter in die Choanen einbringen. Durch gleichmäßigen Zug an den Haltefäden werden zusätzlich die Nasenhaupthöhlen durch eine vordere Tamponade ausgefüllt. Die Enden der Zugfäden werden zum Rückholschutz über eine Schaumstoffscheibe kurz hinter dem Velum veknüpft, um später eine sichere Entfernung der Tamponaden zu gewährleisten. Rückholfäden zum Mundwinkel heraus sind unnötig und schädlich, da sie Würgereiz erzeugen, Speichelfluss unterhalten und in die Mundwinkel einschneiden.

Schwerste Blutungen müssen unter Umständen durch angiographische Embolisation oder Gefäßunterbindungen angegangen werden.

Weiterführende Tipps

◆ Höcker- / Langnase, Abtragung des Höckers; ◆ Höcker- / Langnase, basale und transversale Osteotomien

Literatur

Schmäl F, Nieschalk M, Nessel E, Stoll W (2001) Tipps und Tricks für den Hals-, Nasen- und Ohrenarzt. Springer, Berlin Heidelberg New York

Gesäßfalte, neue, Definition

M.S. Mackowski, A. Becker

Ziel
Korrektur einer verstrichenen bzw. unzureichend ausgebildeten Glutäalfalte.

Problem
Beim Wunsch nach einer Gesäßstraffung bzw. Anhebung der Gesäßkontur bei nur mäßigem infraglutäalen Hautüberschuss, aber schwerem Haut-/Fettmantel führt eine einfache infraglutäale Keilresektion oft nicht zum gewünschten Ergebnis. Das Problem liegt hier häufig in einer unzureichend ausgebildeten Gesäßfalte, die durch eine spezielle Operationstechnik (wieder)hergestellt werden muss.

Lösung und Alternativen

Die exakte präoperative Festlegung der geplanten Glutäalfalte und des spindelförmigen Hautareals mittels Pinch-Test erfolgt am stehenden Patienten, um eine genaue und symmetrische Lage der neuen Glutäalfalte und einen unauffälligen Narbenverlauf zu erzielen.

Der Patient wird in Bauchlage gelagert. Um das Thromboembolie- und Infektionsrisiko zu senken, wird eine perioperative Thromboseprophylaxe und Antibiose eingeleitet. Wahlweise kann ein Dauerkatheter zur Urinableitung prä- oder unmittelbar postoperativ gelegt werden.

Zuerst wird das Resektionsareal mit Tumeszenzlösung (auf 500 ml NaCl 0,9 % 1 mg Adrenalin 1 : 1000) infiltriert.

Man beginnt mit der Entepithelialisierung des spindelförmigen Hautareals. An den lateralen und medialen Spitzen wird das Corium entfernt und das Fettgewebe ausgedünnt, um Wulstbildungen beim Wundverschluss vorzubeugen.

Im mittleren Bereich der Spindel folgt die horizontale, etwas nach kaudal geschwungene, Inzision des Coriums in Höhe der geplanten Glutäalfalte. Dabei wird der Verlauf der Inzision so gewählt, dass das Verhältnis der kranialen zur kaudalen Fläche 2 / 3 zu 1 / 3 beträgt.

Der Schnitt wird senkrecht bis zur Glutäalfaszie fortgesetzt, das Fettgewebe keilförmig ausgedünnt. Prinzipiell muss auf den unmittelbar subfaszial verlaufenden N. ischiadicus geachtet werden.

Zur Bildung der Glutäalfalte wird nun der kraniale Anteil des entepithelialisierten Hautareals zur Tiefe eingeschlagen und der Coriumrand auf der Glutäalfaszie fixiert. Es empfiehlt sich ein oberflächliches Längsfassen der Glutäalfaszie an mehreren Punkten entlang der neuen Glutäalfalte. Anschließend wird der Coriumrand des kaudalen Areals in etwa mittig in einer Linie gegen die kraniale Coriumfläche fixiert. Für die tiefen Fixationsnähte verwenden wir Monocryl 2×0 und 3×0. Einlage einer tiefen Redondrainage und zweischichtiger Wundverschluss mit resorbierbarem Nahtmaterial. Mit dieser Methode entsteht eine schöne kaudale Gesäßrundung mit definierter Infraglutäalfalte. Der untere Gesäßanteil wird zusätzlich optisch etwas geliftet.

Als postoperatives Management empfehlen wir einen Druckverband mit gerollten Kompressen, der nach zwei Tagen durch ein Kompressionsmieder ersetzt wird. Der Patient wird in Rückenlage in nur leichter Hüftbeugung gelagert, Sitzen sollte vermieden werden.

Die erste Mobilisation sowie Entfernung der Redondrainagen erfolgt nach 24 Stunden, ggf. stuhlregulierende Maßnahmen.

Um eine problemlose Wundheilung und Narbenbildung sowie ein gutes ästhetisches Ergebnis zu gewährleisten, wird der Patient bezüglich hygienischer Maßnahmen (Abduschen der Wundbereiche nach jedem Toilettengang, ggf. Sprühdesinfektion), spezieller Narbenpflege und Verhaltensmaßregeln (Tragen eines Mieders, Vermeiden von Sitzen für 4 Wochen) instruiert.

Weiterführende Tipps

> Infraglutäale Straffung; > Liposuktion, Glutäalregion; > Nahttechniken, kosmetische, Kombination von intradermal und intrakutan

Gynäkomastie, Liposuktion versus Resektion

A. Becker, M.S. Mackowski

Ziel
Entfernung der männlichen Brust mit möglichst unauffälligen Narben und Erreichen des bestmöglichen Ergebnisses mit geringster Komplikationsrate.

Problem
Für die Entfernung von überschüssigem Fettgewebe bietet sich die Liposuktionstechnik an. Problematisch sind dabei die fibröse Struktur des mammären Fettgewebes sowie häufig retroareolär lokalisierte Drüsenanteile. Bei den Resektionstechniken müssen auffällige Narbenverläufe, die auf die Operation hinweisen können, möglichst vermieden werden.

Lösung und Alternativen

Zur präoperativen Diagnostik gehören die Abklärung des Hormonstatus, eine urologische Untersuchung sowie eine beidseitige Mammographie. Ein Mammakarzinom muss vor allem bei einseitigem Befund ausgeschlossen werden.

In der Pubertätsphase sollte eine häufig spontane Remission (hormonelle Dysregulation) abgewartet werden.

Die präoperative Palpation ist essenziell zur Beurteilung der Gewebefestigkeit und zur Einschätzung der Möglichkeit zur Liposuktion. Bei Verdacht auf hauptsächlich drüsige Gewebeanteile ist ein primäres Resektionsverfahren vorzuziehen.

Bei der am häufigsten bestehenden hyperalimentär bedingten oder genetisch determinierten Pseudogynäkomastie ist die vibrationsassistierte Liposuktion in Supertumeszenz die Methode der Wahl. Dabei sollte ausreichend Tumeszenzlösung langsam infiltriert werden (schmerzhaft!) bis zum Erreichen einer prallen Konsistenz. Wichtig ist vor allem eine längere Einwirkzeit (ca. 45 min).

Inzisionen:
- je 1 × parasternal am kaudalen Rand der Brust
- je 1 × in der vorderen Axillarlinie am kaudalen Rand der Brust
- je 1 × in der vorderen Axillarlinie 3–4 cm kranial der Mamille

Die Liposuktion wird in fächerförmigen Bewegungen streng parallel zum Thorax durchgeführt (Cave: Pneumothorax!). Wir empfehlen 4 mm und 3 mm, ggf. 2 mm Kanülen.

Dabei sollten präaxilläre und infraaxilläre Fettdepots mitbehandelt werden.

Auf eine Modellierung der Übergänge sowie das Belassen eines retroareolären Polsters (Mamilleneinsenkung, Mamillendurchblutung) sollte unbedingt geachtet werden, um ein natürliches Ergebnis zu erreichen.

Die Verwendung von Vibrationskanülen erleichtert die Arbeit in fibrösem Fettgewebe, außerdem werden Bindegewebsstrukturen, Nerven und Gefäße weniger traumatisiert. Dies resultiert in geringeren intra- und postoperativen Schmerzen, weniger postoperativen Sensibilitätsstörungen und geringeren postoperativen Hämatombildungen / Schwellungen.

Wir empfehlen den intrakutanen Wundverschluss der parasternalen Inzisionen, um hier eine auffällige Narbenbildung zu minimieren.

Eine postoperative Kompressionsbehandlung über 4 Wochen (Thoraxbandage oder spezielle Kompressionskleidung) ist unbedingt erforderlich.

Bei Vorliegen von festen, meist retroareolär gelegenen Drüsenanteilen kann eine ein- oder zweizeitige Exzision über einen semizirkulären kaudalen Areolarandschnitt erfolgen. Zur Erleichterung der Blutstillung sollten die zu resezierenden Anteile hervorluxiert werden. Eine Fortführung der Inzision über die Areola hinaus sollte möglichst vermieden werden.

Als alternative Vorgehensweise kann auch eine primäre Resektion der Drüsenanteile mit anschließender adjuvanter Liposuktion der Übergänge erfolgen.

In ausgeprägten Fällen von Gynäkomastie muss ein hautreduktives Verfahren, beispielsweise eine periareoläre Straffung nach Benelli oder spindelförmige Mastektomie mit freier Mamillenverlagerung gewählt werden.

Weiterführende Tipps

- Liposuktion, allgemeine Technik; - Liposuktion, Indikationsstellung;
- Liposuktion, Oberarme, Schulter, Brust; - Liposuktion, Nachsorge;
- Liposuktion, vibrationsassistierte; - Tumeszenzlokalanästhesie

Literatur

Bauer T et al. (2001) Peri-areolar approach in pronounced gynecomastia with focus-plasty and liposuction (in German). Chirurg 72:433–436

Grabb WC, Aston SJ, Smith JW (1997) Plastic Surgery. Lippincott Williams & Wilkins

Lewis CM (1985) Lipoplasty: Treatment for gynecomastia. Aesth Plast Surg 9:287

Hals- / Wangen-Lifting in ESP-Tumeszenztechnik mit variabler SMAS-Präparation, Rotation des Haut- / Fettlappens und Resektion

W.L. Mang, M.S. Mackowski

Ziel

Einer der wichtigsten Schritte beim Hals- / Wangenlifting ist nach großflächiger Präparation des Haut- / Fettlappens die Rotation desselben in die richtige und damit natürliche Richtung. Die Rotation muss entlang einer gedachten Linie vom Lubulus auriculae nach cranio-dorsal führend (● *Abb. 1*), erfolgen. Strafft man zu sehr nach cranial oder nach dorsal, sind unnötige Verziehungen im Weichteilmantel des Hals- / Wangenbereichs und damit ein nicht ästhetisches Ergebnis die Folge.

Abb. 1

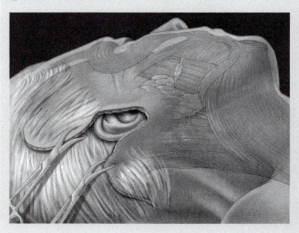

> **Problem**
>
> Bei der Rotation des Haut- / Fettlappens ist darauf zu achten, sowohl im temporalen als auch im occipitalen Bereich die Haarlinie nicht zu verschieben. Stufenbildungen im occipitalen Bereich bzw. ein zu weit cranial beginnender, temporaler Haaransatz sind Stigmata eines Faceliftings, die leicht zu vermeiden sind. Der Haut- / Fettlappen sollte nach Rotation ohne Spannung anliegen, um bei weiterem Wundverschluss mögliche postoperativen Komplikationen vorzubeugen.

Lösung und Alternativen

Nach penibelster Wundrevision und Blutstillung und nochmaliger Spülung mit Triamcinolonhydrochlorid erfolgt die Lagerung des Kopfs in die Medianlinie mit diskreter Reklination. Es schließt sich nun, beginnend auf der rechten Seite, die Rückverlagerung des dicken Haut- / Fettlappens entlang der cranio-dorsalen Ohrlinie in Richtung posterior superior an. Dabei wird die ptotische Jochbein- und untere Wangenpartie (Hängebäckchen) exakt repositioniert. Dies ist einer der wichtigsten Schritte des Faceliftings.

Die Dicke des Haut- / Fettlappens kann nun entsprechend der individuellen Bedürfnisse reduziert, modelliert und, wenn indiziert, an Platysma, SMAS bzw. Fascia temporalis fixiert werden.

Besonders muss darauf geachtet werden, dass die Nähte im SMAS sehr flach und parallel zum Nervenverlauf gehalten werden, um die Nerven nicht zu verletzen. Wenn indiziert, kann das Weichteilgewebe des Wangenbereichs vertikal angehoben und an die Fascia temporalis fixiert werden.

In Sub-SMAS-Facelifts ist das SMAS Träger des ptotischen Mittelgesichtsfetts. Es ist das Fett, was diesem Lappen seine Konsistenz und Dicke gibt, während das SMAS selbst ausgesprochen dünn ist. Der Nachteil der alleinigen Nutzung der Sub-SMAS-Techniken ist der, das die limitierte Mobilität und Dehnbarkeit des SMAS das Ausmaß der Fettrepositionierung extrem beschränkt. Wenn man auf die alleinige Rotation des SMAS angewiesen ist, muss man automatisch aggressiver präparieren und letztendlich unter größerem Zug fixieren. Die Folge können Nahtdehiszenzen und Gewebsnekrosen sein mit der Folge von prolongierten Schmerzen, Schwellungen und Indurationen.

Mit dem ESP-Tumeszenzlift und der variablen SMAS-Präparation wird sämtliches Fett vom intakt bleibenden Platysma, SMAS und M. zygomaticus major abpräpariert, wobei man bis in die Nasolabialfalte hineingeht und den M. labi inferioris erreicht. Alle fünf osteodermalen Bänder werden gelöst. Die Präparationsebene liegt subdermal unter den axialen Blutgefäßen. Das zervikale Platysma kann durchtrennt und gestrafft, die Fettkaskaden können konturiert und repositioniert werden. Aufgrund des Intaktbleibens der großen axialen Bogengefäße erhält man einen sehr guten vaskularisierten Haut- / Fettlappen.

Das Ergebnis ist ein natürliches, jugendliches Mittelgesicht mit weniger postoperativen Schmerzen, Schwellungen und Indurationen.

Die Skulpturierung und Reposition des ptotischen Fetts auf der Unterfläche des präparierten Lappens ist einer der größten Vorteile, aber auch ein schwieriger Schritt. Da sämtliches Fett oberhalb des Platysma und des SMAS belassen wird, variiert die Lappendicke entsprechend den Arealen des alternden Gesichts mit dem meisten Fettgehalt. Bei der Untersuchung der tiefen Oberfläche des Haut- / Fettlappens erkennt man, dass sich die größte Fettakkumulation im Bereich der Nasolabialfalten sowie der Hängebäckchen befindet. Die Elevation dieses Fetts in eine mehr craniale Position eliminiert die prominenten Nasolabialfalten und Hängebäckchen und führt letztendlich zu einer Wiederherstellung der erschlafften Wangenpartie und somit zu einer Balance des Gesichts.

Manchmal wirkt das repositionierte Fett zu prominent. Dann kann die Unterfläche des Haut- / Fettlappens skulpturiert werden, um die gewünschte Gesichtskontur zu erreichen. In seltenen Fällen kann die Fettschicht so dick sein, dass nach der Rotation des Lappens die Gefahr besteht, dass er relativ schnell wieder nach caudal abrutschen könnte. In diesem Fall können durch Nähte zwischen der Unterseite des Fettlappens, der Fascia temporalis, dem SMAS und dem Periost des Mastoids die Fettkompartimente dauerhaft in ihrer Postion gehalten werden.

Bei der Sub-SMAS-Technik gibt es aufgrund der dazwischen liegenden Muskelschicht oftmals Schwierigkeiten, das manipulare Band frei zu setzen, bzw. das Fett im Bereich der Hängebäckchen zu skulpturieren. Aufgrund der großflächigen Präparation im Sinne des ESP-Lifts gilt bei unserer Technik diese Einschränkung nicht.

Nach Reposition und Skulpturierung wird der Haut- / Fettlappen nach cranio-dorsal rotiert und unter mäßigem Zug sowohl temporal als auch retroauriculär mit einer scharfen Backhaus-Klemme an der festsitzenden, temporalen und occipitalen Kopfschwarte fixiert.

Nur durch die Einhaltung der Rotationsrichtung nach cranio-dorsal, nicht nach lateral, kann ein faltenloses und natürliches Ergebnis erreicht werden.

Es schließt sich die einminütige Kompression des rotierten Lappens mit einer glatt aufgelegten NaCl-Kompresse an.

Die erste Schlüsselnaht erfolgt nach Einschneiden des Lappens in Tragushöhe und wird unmittelbar cranial des Tragus mit einer 4/0 Monocryl-Naht fixiert. Es schließt sich die Resektion des überschüssigen Lappens vom Tragus zum oberen Ohrpol an und direkt cranial des oberen Ohrpols erfolgt die zweite Schlüsselnaht.

Die retroauriculäre Schlüsselnaht erfolgt am cranialen Ende der conchomastoidalen Inzision, ebenfalls mit 4/0 Monocryl.

Nun wird der jetzt über dem Ohr gespannte, überschüssige Lappen mit der Präparierschere bis zum oberen Pol des Lobulus auriculae eingeschnitten, das Lobulus auriculae mit der chirurgischen Pinzette gefasst und nach außen entwickelt. Setzen der vierten und letzten Schlüsselnaht am oberen Pol des Lobulus auriculae.

Es schließt sich die präauriculäre Resektion des überschüssigen Lappens an. Dies geschieht bogenförmig entlang der vorgegebenen präauriculären Anatomie des Patienten. Vor allem im Bereich des Tragus muss hier eine exakte Austrimmung des Hautlappens erfolgen. Überschüssiges Fett wird reseziert, so dass sich der Tragus nicht deformiert bzw. unter Zug steht.

Der überschüssige Hautlappen im Bereich der retroauriculären Umschlagfalte ist in der Regel sehr gering ausgeprägt. Auch hier ist darauf zu achten, dass bei der Resektion keine Spannung entsteht.

Entlang der vorgegebenen Schnittführung erfolgt nun die Resektion des überschüssigen Hautlappens im mastoidalen / occipitalen Haarbereich. Dies geschieht mit der 11er Klinge.

Die Lappenresektion im temporalen Haarbereich erfolgt mit der

Mang'schen Präparierschere entlang des Bogens der Inzision. Dabei ist darauf zu achten, dass der temporale Haaransatz nur geringfügig nach cranio-dorsal rotiert wird. Das Stigma eines falsch ausgeführten Faceliftings im temporalen Bereich bliebe ansonsten dauerhaft zu sehen.

Das Gleiche gilt für den retroaurikulären Bereich. Eine Stufenbildung im Verlauf des Haaransatzes ist strikt und strengstens zu vermeiden.

Die Naht erfolgt sowohl temporal als auch retroaurikulär occipital mit 3/0 Prolene Einzelknopfnähten, bei Bedarf auch die subkutane Wundverschließung mittels 4/0 Monocryl. Periaurikulär erfolgt der zweischichtige Wundverschluss durch Subkutannaht und Intrakutannaht, alternativ die überwendlige fortlaufende Naht.

Ein wichtiger Aspekt beim Wundverschluss ist die Einjustierung des Lobulus auriculae. Sie muss komplett natürlich gestaltet werden. In diesem Areal ist Zug strikt zu vermeiden. Vor allem bei älteren Patienten erfolgt in gleicher Sitzung eine Verkleinerung des Lobulus auriculae, um auch dieses Stigma des Alterns zu kaschieren.

Alternativ zur eben genannten Standardtechnik kommt, wie eingangs besprochen, der Hairline-Cut zum Tragen. Hier erfolgt nach oben beschriebener Inzision im temporalen Bereich die strikt subkutane Präparation in

◘ Abb. 2

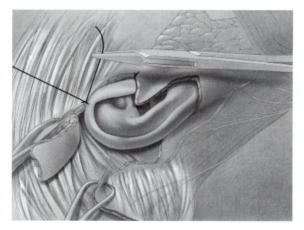

Richtung lateraler Augenbraue sowie lateralem Augenwinkel. Der Wundverschluss verläuft hier mittels 4/0 Prolene Intrakutannaht.

Im retroaurikulärem Bereich erfolgt der Wundverschluss intrakutan sowie mit Einzelknopfnähten, und zwar zweischichtig, da hier der Narbenverlauf wesentlich kaudaler sitzt als im eben genannten Standardverfahren. Dadurch kommt es zu keiner Verschiebung der Haargrenze sowohl im temporalen als auch im retroaurikulären Bereich.

Wir empfehlen die Einlage einer Redondrainage in den seitlichen Halsbereich, um etwaiges, sich ansammelndes Wundsekret und Blut in den ersten 24 Stunden postoperativ abzusaugen. Nach 24 Stunden wird die Drainage entfernt.

◘ Abb. 3

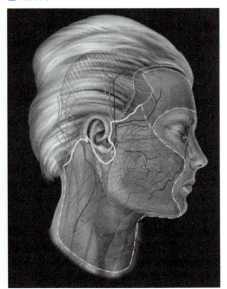

Stufe 3 hairline cut
······· **Tumeszenz- und Suktionsrand,**
- - - - **Präparationsrand,**
------ **Inzisionslinie**

Weiterführende Tipps

❯ Bauchdeckenplastik, modifizierte mit narbenfreier Nabelversetzung;
❯ Brachioplastik, ❯ Präparation; ❯ Brachioplastik, Schnittführung;
❯ Mammastraffung, periareoläre; ❯ Oberschenkelstraffung, Operationstechnik

Literatur

Pitanguy I et al. (1980) Nerve injuries during rhytidectomy: considerations after 3,203 cases. Aesthetic Plast Surgery 4:257–265

Pitanguy I et al. (1995) Submental Liposuction as an ancillary prodcedure in face-lifting. Face 4:1–13

Rees TD, Aston SJ (1978) Comlications of rhytidectomy. Clin Plast Surg 5:1

Schwab W (1994) Atlas der Kopf-Hals-Chirurgie. Kohlhammer, Stuttgart

Spira M, Gerow FJ, Hardy SB (1967) Cervicofacial rhytidectomy, Plast Reconstr Surg 40:551

Hals- / Wangen-Lifting in ESP-Tumeszenztechnik mit variabler SMAS-Präparation, Schnittführung und Präparation

W.L. Mang, M.S. Mackowski

Ziel
Die Schnittführung, ob klassisches Lifting oder Hairline-Cut, wird präoperativ mit dem Patienten ausführlich besprochen. Vor- und Nachteile der einzelnen Schnitte werden dem Patienten erklärt. Des Weiteren wird ihm das Therapie-Regime für eine perfekte Narbenbildung (Narben sollen nach einigen Wochen nicht mehr sichtbar sein) mit auf den Weg gegeben.

Problem
Die Neigung zu hyperplastischen Narben und / oder Keloiden sollte präoperativ verifiziert werden. Hyperplastische Narben können jedoch auch bei zu großem Zug im OP-Gebiet entstehen. Deswegen ist auf eine lockere Adaptation der Wundränder zu achten. Bei der posttragealen Schnittführung, wie hier gezeigt, ist strikt darauf zu achten, dass der knorpelige Tragus nicht verletzt wird, um keine Verziehungen postoperativ zu erhalten.

Lösung und Alternativen

Bereits im Aufklärungsgespräch wurde die Schnittführung mit dem Patienten eruiert. Sie muss individuell, dem Befund des Patienten sowie seinem Haaransatz entsprechend, variabel gestaltet werden. Die zu erwartenden Hautverschiebungen sowohl präaurikulär als auch temporal und postaurikulär werden abgeschätzt. Als Faustregel gilt: Bei jugendlichem Verlauf der Haaransatzlinie mit nur gering zu erwartender Hautrotation können die Inzisionen sowohl im temporalen Bereich als auch im postaurikulären Bereich im Haarbereich durchgeführt werden. Bei seniler Haaransatzlinie bzw. einer zu erwartenden ausgeprägten Hautrotation von mehr als 3 cm präaurikulär bzw. 4–5 cm postaurikulär, verläuft die Schnittführung prätrichial, entsprechend einem Hairline-Cut. Eine postaurikuläre Stufenbildung sowie die extreme Rückverlagerung des temporalen Haaransatzes werden dadurch vermieden.

Wählt man die posttragiale Schnittführung, inzidiert man mit der 15er Klinge direkt in der anterioren Helixkrümmung, stellt den Tragus korrekt dar (bei Verletzung des Tragus kommt es zu Verziehungen desselben), führt die Inzision um den Lobulus auriculae herum, geht nach posterior in die conchomastoidale Falte, führt die Schnittführung weiter nach cranial und wendet sie dann nach dorsal, wo sich Behaarungsgrenze und dorsaler Helixrand treffen. Bei Bedarf kann man hier die Schnittführung Z-förmig im sichtbaren, retroaurikulären Bereich gestalten, um eine nicht sichtbare Narbenbildung zu erreichen.

Der Schnitt wird nun nach dorsal in Richtung Hinterkopf entsprechend des zu erwartenden Hautresektats fortgeführt. Bei juvenilem Haaransatz erfolgt der temporale Schnitt bogenförmig cranial des oberen Ohrpols.

Bei Durchführung des sog. Hairline-Cuts (Patienten mit senilem Haaransatz bzw. zu erwartender, extremer Hautrotation) erfolgt nach Rasur von einem etwa 0,5 cm breiten Haarstreifen temporal die Schnittführung mit der 10er Klinge in einem Winkel von 10–20 Grad zur Hautoberfläche. Dadurch erreicht man die Schonung der rasierten Haarwurzeln und eine später nicht sichtbare Narbe.

Nach erfolgter Schnittführung mit der 15er bzw. 10er Klinge setzt der Assistent den langen Zweizinker in den retroaurikulären Schnitt ein und zieht die Ohrmuschel leicht nach ventral. So kann der Operateur zunächst scharf mit der 15er Klinge und der chirurgischen Pinzette den Hautlappen über dem Mastoid abpräparieren. Dabei erfolgt die Darstellung der Sehne des M. auricularis posterior sowie des Ansatzes des M. sternocleidomastoideus. Auf dieser wichtigen anatomischen Leitlinie wird nach caudal weiter präpariert, bis man auf den N. auricularis magnus stößt. Die Präparation erfolgt immer unter leichtem Zug.

Es schließt sich nun die scharfe Präparation präaurikulär an. Die Glandula parotis als Leitschiene benutzend, präpariert der Operateur einen 2 cm breiten Haut- / Fettstreifen mit der 15er Klinge ab, bis er cranial die A. temporalis superficialis erreicht, die zusammen mit der entsprechenden Vene dargestellt und ligiert wird. Oberhalb dieses Gefäßbündels wird in die Temporalregion, zwischen die beiden Faszienblätter des M. temporalis eingedrungen. Von diesem Zugang aus kann die gesamte Stirn stumpf mit dem Rasparatorium auch unter endoskopischer Kontrolle gelöst werden. Durch die Tumeszenzvorpräparation gelingt dies mühelos, blutarm und schnell.

Für die weitere Präparation, vor allem im Wangenbereich, ist es sinnvoll, sich ein Dreieck zwischen Tragus, oraler Kommissur und Nasenflügel zu markieren. Eine vertikale Linie wird gezeichnet von einem Punkt 2 cm lateral des lateralen Cantus senkrecht zum knöchernen Unterkieferrand.

Der anteriore Teil dieses Dreiecks muss besonders vorsichtig behandelt werden, hier darf definitiv nur stumpf präpariert werden.

Nach zunächst erfolgter Präparation mit der 15er Klinge erfolgt nun die weitere Präparation mit der Mang'schen Präparierschere. Nach erfolgter Darstellung des M. sternocleidomastoideus erfolgt die Identifizierung, Darstellung und Schonung des N. auricularis. Danach wird das Platysma identifiziert. Die Präparation in Richtung Hals und Gesicht wird fortgesetzt, wobei zunächst das Platysma beider cranial, dann die Aponeurose (SMAS) als Führungsschicht dient.

Es erfolgt eine strikt supraplatysmale Präparation im Bereich des gesamten Halses, teils scharf, teils stumpf. Bei der Präparation nach superior erkennt man nun am Diffuserwerden der Platysmafasern, dass ein direkter Übergang in das SMAS erfolgt. Direkt und top dieser dünnen anatomischen Schicht erfolgt die weitere Präparation im Wangenbereich.

Der Kapsel der Glandula parotidia folgend und top des SMAS wird das proximale Ende des M. zygomaticus erreicht. Dabei werden das Ligament der Parotiden, das masoterische Ligament sowie das malare Ligament durchtrennt.

Außer dem Bereich des Verlaufs des N. frontalis ist das Gebiet im Bereich des oben beschriebenen Dreiecks relativ frei von vulnerablen motorischen Nervenästen.

Die Präparation wird in Richtung des M. orbicularis oculi fortgesetzt. Seine lateralen Fasern können gestrafft oder durchtrennt werden, um die Mimik im Bereich der Krähenfüße zu reduzieren. Dem M. orbicularis oculi folgend wird die Präparation nun zum M. zygomaticus major fortgesetzt. Dabei muss unbedingt sichergestellt werden, dass die Präparation superfiziell dieses Muskels erfolgt. Ab dem Level der Nasolabialfalte darf die Präparation in Richtung Oberlippe nur noch stumpf erfolgen.

Nach einer sauber durchgeführten Präparation zeigen sich nun die glatten Fasern des SMAS sowie nach caudal die des Platysma.

Nach Abschluss der Präparation sollte sich kein oder nur minimal Fett auf dem Platysma und dem SMAS befinden. Sämtliches Fett sollte am Hautlappen belassen sein. Die Präparation selbst erfolgt unter stetigem Zug mit dem linken Daumen im Rollhaken. Für die Präparation der tiefer gelegenen Areale ersetzt man den Rollhaken durch den Lanbenbeck-Haken. Statt der Mang'schen Schere kann hier ein Stieltupfer bzw. die über den Zeigefinger gestülpte NaCl-Kompresse als stumpfes Präparierinstrumentarium sehr nützlich sein.

Für optimale Lichtverhältnisse wird dem Anfänger das Benutzen einer batteriebetriebenen Stirnlichtquelle bzw. das Benutzen eines Leuchthakens empfohlen.

Nach abgeschlossener Präparation im Wangen- und submentalen Bereich erfolgt die Weiterpräparation im retro- und infraaurikulären Bereich. Der Assistent zieht die Ohrmuschel mit dem Zeigefinger leicht nach ventral. Der Operateur präpariert mit Hilfe des Zweizinker-Rollhakens entlang des M. sternocleidomastoideus nach dorsal, caudal und ventral.

Die V. jugularis externa wird in der Regel dargestellt und bleibt intakt. Die Fasern des Platysma nach ventral werden identifiziert und direkt und top erfolgt die Präparation, die Mittellinie übergreifend. Caudal endet die Präparation am Jugulum, cranial unter Schonung des R. marginalis mandibulae am Unterkieferast. Sowohl im Hals- als auch im seitlichen Areal ist die Präparation durch die bereits bestehenden Perforationen der Tumeszenzabsaugung deutlich erleichtert.

Der OP-Situs gleicht einem Spinnennetz mit erhaltener Gefäßstruktur. Das infrastrukturelle Stützgewebe lässt sich gut darstellen. Die Gefahr der Verletzung der Äste des N. fazialis ist bei dieser Präparationsebene nahezu ausgeschlossen, da in den kritischen Arealen, wie Kieferwinkel, laterale Orbitaregion, Nasolabialregion und Submentalregion stumpf präpariert wird. Nun sind auch das inferior distal zygomatische Ligament sowie das mandibulare Ligament durchtrennt.

Nach Wundrevision, exakter Blutstillung, Spülung des OP-Gebiets mit

Triamcinolonhydrochloridlösung erfolgt das identische Vorgehen auf der Gegenseite.

Dabei müssen ebenfalls alle bereits erwähnten Ligamente durchtrennt werden. Die gesamte submentale und Halsregion, die Mittellinie übergreifend, muss gelöst werden. Nur wenn im gesamten Hals- / Wangenbereich ein ausreichend dicker Haut- / Fettlappen allseits frei präpariert wurde, lässt sich die spätere Raffung spannungsfrei, effizient und natürlich durchführen.

Nach erneutem Wechsel auf die Gegenseite schließt sich eine nochmalige, äußert penible Blutstillung an, bei Bedarf auch unter Trendelenburglagerung oder Erhöhung des Blutdrucks auf 120 mm HW systolisch.

◘ Abb. 1

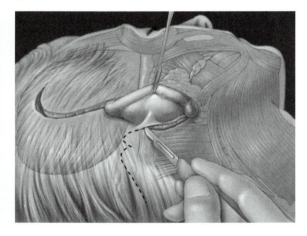

◘ Abb. 2

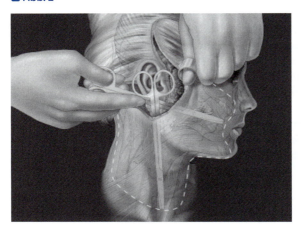

◘ Abb. 3

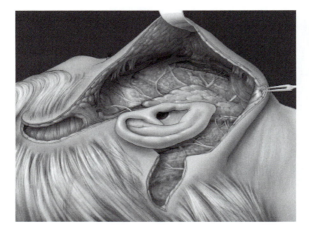

Weiterführende Tipps

◗ Lipotransfer, Spacelift; ◗ SMAS-Präparation; ◗ Tumeszenzlokalanästhesie

Literatur

Aston SJ (1983) Platysma – SMAS cervicofascial rhytidoplasty. Clin Plast Surg 40:507

Baker TJ (1962) Chemical face peeling and rhytidectoma. A combined approach for facial rejuvenation. Plast Reconstr Surg 29:199–207

Baker TJ, Gordon HL, Mesienko P (1977) Rhytidectomy. Plast Reconstr Surg 59:24

Baker TJ, Gordon HL (1986) Surgical Rejuvenation of the Face. Mosby, St. Louis

Bakamjian VY (1972) The deltopectoral skin flap in head and neck surgery. In Conley J, Dickinseon JT (eds) Plastic an reconstructive surgery of the face and neck. Thieme, Stuttgart

Connell BF (1978) Contouring the neck in rhytidectomy by lipectomy and a muscle sling. Plast Reconstr Surg 61:376

Conell BF (1978) Eybrow, face an neck lifts for males. Clin Plast Surg 5:15

Conway H (1970) The surgical face lift-rhytidectomy. Plast Reconstr. Surg 45:124

Frederics S (1974) The lower rhytidectomy. Plast Reconstr Surg 54:537

Gonzales-Ulloa M (1980) The history of rhytidectomy. Aesthetic Plast Surg 4:1

Graff D (1836) Örtliche erbliche Erschlaffung der Haut. Wschr Ges Heilk 225–227

Guerrero-Santo (1978) The role of the platysma muscle in rhytidoplasty. Clin Plast Surg 5:29

Millard DR Jr, Garst WP Beck RL (1972) Submental and submandibular lipectomy in conjuction with a face lift, in the male or female. Plast Reconstr Surg 49:385

Panje WR, Moran FJ (1989) Free Flap Reconstruction of the Head and Neck. Thieme, New York

Pitanguy I (1979) The aging face. In: Carsen L, Slatt B (eds) The naked face. General Publishing, Ontario, p 27

PitanguyI, Ceravolo M (1981) Hematoma postrhytidectomy: how we treat ist. Plast Reconstr Surg 67:526–528

Pitanguy I, Ramos A (1966) The frontal branch of the facial nerve: the importance of its variations in the face-lifting. Plast Reconstr Surgery 38:352–356

Pitanguy I et al. (1980) Nerve injuries during rhytidectomy: considerations after 3,203 cases. Aesthetic Plast Surgery 4:257–265

Pitanguy I et al. (1995) Submental Liposuction as an ancillary prodcedure in face-lifting. Face 4:1–13

Rees TD, Aston SJ (1978) Comlications of rhytidectomy. Clin Plast Surg 5:1

Schwab W (1994) Atlas der Kopf-Hals-Chirurgie, Kohlhammer

Spira M, Gerow FJ, Hardy SB (1967) Cervicofacial rhytidectomy, Plast Reconstr Surg 40:551

Hals- / Wangen-Lifting in ESP-Tumeszenztechnik mit variabler SMAS-Präparation, Tunnelierung und Liposuktion

W.L. Mang, K. Ledermann

Ziel
Stumpfe Lösung des Haut- / Fettlappens von Platysma und SMAS.

Problem
Finden der richtigen Präparationsebene.

Lösung und Alternativen

Es werden 2 Stichinzisionen mit der 11er Klinge in die obere submentale Querfalte gesetzt. Von hier aus präpariert der Operateur etwa 1–2 cm mit der stumpfen Präparierschere vor. Der Assistent rekliniert den Kopf des Patienten und strafft die Haut des Halses mit der glatt aufgelegten zweiten Hand. Nun kann der Operateur mit der stumpfen, 1–2 mm im Durchmesser betragenden Absaugkanüle tunnelieren, vorpräparieren sowie überschüssiges Fett entfernen. Die Öffnungen der Kanüle sollten stets dermisfern gehalten werden, da mindestens 3 mm Fett an der Haut belassen werden müssen, um späteren narbigen Verziehungen und Strikturen vorzubeugen.

Die linke Handfläche des Operateurs drückt leicht auf das abzusaugende Areal, während mit der rechten Hand ohne Kraftausübung, wie mit einem Geigenbogen, tunneliert, vorpräpariert und abgesaugt wird.

Der entscheidende Vorteil dieser Methode ist die Tatsache, dass die spätere Präparation wesentlich einfacher erfolgen kann, da die Schicht durch viele kleine Perforationen (einem Schweizer Käse gleich) vorgegeben wird. Die Präparation erfolgt dadurch in wesentlich kürzerer Zeit und blutarm.

Gleichzeitig wird der Straffungseffekt der Haut verstärkt, da es durch die Liposuktion zu einer Fibrosierung und somit Straffung des subkutanen Gewebes kommt.

Nach Liposuktion von Hals und Doppelkinn wird über eine Inzision in der Hautfalte vor dem Tragus fächerförmig die Wangenpartie tunneliert.

◘ Abb. 1

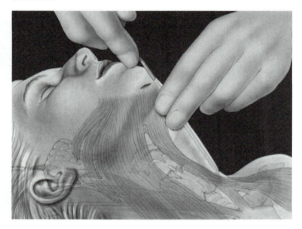

◘ Abb. 2

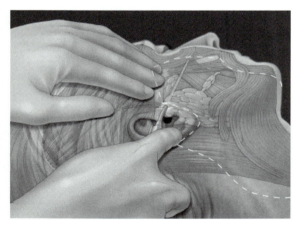

Grenzen sind hier die Nasolabialfalte, der kaudale knöcherne Orbitarand sowie 2 cm lateral des Mundwinkels. Vom gleichen Schnitt wird der laterale Teil des Halses tunneliert und bis zur Vorderkante des M. trapezius abgesaugt. Der Verlauf des R. marginalis mandibulae des N. facialis wird ausgespart.

Am Ende der Saugung ist der gesamte Haut- / Fettlappen vom darunter liegenden SMAS und Platysma abgelöst und zwar unter Erhalt der subdermalen Plexus, der axialen Bogengefäße sowie der Äste des N. facialis und des N. auricularis magnus.

Bei sehr kachektischen Patienten erfolgt keine Liposuktion im eigentlichen Sinne sondern lediglich eine Vorkanülierung mit minimalem Sog (bis 0,1bar).

Weiterführende Tipps

◆ Liposuktion, allgemeine Technik; ◆ Liposuktion, Indikationsstellung

Literatur

Pitanguy I et al. (1995) Submental Liposuction as an ancillary prodcedure in face-lifting. Face 4:1–13

Rees TD, Aston SJ (1978) Comlications of rhytidectomy. Clin Plast Surg 5:1

Schwab W (1994) Atlas der Kopf-Hals-Chirurgie. Kohlhammer, Stuttgart

Spira M, Gerow FJ, Hardy SB (1967) Cervicofacial rhytidectomy. Plast Reconstr Surg 40:551

Hals- / Wangen-Lifting in ESP-Tumeszenztechnik mit variabler SMAS-Präparation, Vorbereitungen und Tumeszenz

W.L. Mang, K. Ledermann

Ziel
Optimale Vorbereitung des Patienten auf den Eingriff.

Problem
Die Wahl des Narkoseverfahrens, die Entscheidung über die individuelle OP-Technik sowie die unmittelbar prä- und intraoperativen Vorbereitungen müssen eruiert und dokumentiert werden.

Lösung und Alternativen

Es gibt 2 Möglichkeiten der Durchführung einer Rhytidektomie: in Lokalanästhesie oder in Intubationsnarkose (alternativ Larynxmaske).

Lokalanästhesie

Prinzipiell bei allen 3 Liftstufen möglich. Wir verwenden sie vornehmlich bei Stufe 1 und 2. Zur allgemeinen Sedierung werden entsprechend dem Körpergewicht 25–50 mg Tranxilium 2 h vor Beginn der LA via infusionem verabreicht.

Die Tumeszenzlösung besteht aus:

- 500 ml NaCl 0,9 % + 50 ml Xylonest 1 % + 0,5 ml Suprarenin
- 1 : 1000 + 0,5 ml Triamcinolon 40
- zusätzlich werden periaurikulär im Verlauf der Schnittführung je 10 ml Xylocain cum Adrenalin 1 : 200.000 infiltriert

Intubationsnarkose (alternativ Larynxmaske)

Die Tumeszenzlösung besteht aus:

- 500 ml NaCl 0,9 % + 20 ml Xylonest 1 % + 0,5 ml Suprarenin
- 1 : 1000 + 0,5 ml Triamcinolon 40; hier auch 10 ml Xylocain cum Adrenalin pro Seite

Nach der ersten ausführlichen Information über Ziel und Risiken des Eingriffs im Rahmen des Beratungsgesprächs (etliche Wochen bis Monate vor der OP) erfolgt eine nochmalige intensive und ausführliche Aufklärung über Ziel, Risiken und postoperative Verhaltensmaßnahmen am Tag vor der Operation durch Assistenzarzt und Operateur (zeitlich getrennt). Die Fotodokumentation in mindestens 3 Ebenen ist allein aus forensischen Gründen obligat.

Im Rahmen der OP-Planung wird nun entschieden, ob in LA oder ITN operiert wird, ob der Patient bereits voroperiert ist und natürlich, welche gesundheitlichen Risiken bestehen.

Als Prämedikation erhält der Patient bereits am Vorabend der OP etwa 20 mg Tranxilium, was etwa 1 h vor OP-Beginn wiederholt wird. Je nach Höhe des Blutdrucks wird Catapressan verabreicht.

Der systolische Wert sollte inta- und postoperationem 130 mmHg nicht überschreiten. Dies lässt sich durch Clonidin-HCL in den ersten 24 h p.o. sehr gut steuern.

Nach erfolgter Anästhesie werden Gesicht und Hals desinfiziert sowie die Haarwäsche mit 1 %iger Cetrimidlösung durchgeführt. Es folgt die sterile Abdeckung.

Nach der Anzeichnung der Schnittführung erfolgt die periaurikuläre Infiltration des Xylocains und schließlich die homogene „Wässerung" des gesamten OP-Gebiets mit 50–80 ml / Seite der o. g. Tumeszenzlösung. Mit einer eigens dafür entwickelten Tumeszenzspritze wird die NaCl-Lösung streng subkutan infiltriert.

Dadurch erreicht man eine Separierung des Haut- / Fettlappens von der darunter liegenden Muskulatur. Unter Schonung und somit Erhaltung der anatomischen Strukturen erfolgt die Tumeszenz fächerförmig.

Man beginnt präaurikulär, vor dem Tragus. Die 10 cm lange Kanüle

Hals- / Wangen-Lifting in ESP-Tumeszenztechnik

◘ Abb. 1

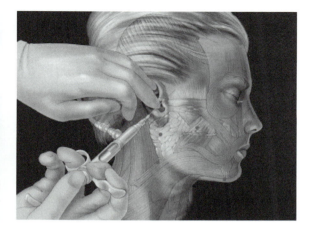

◘ Abb. 2

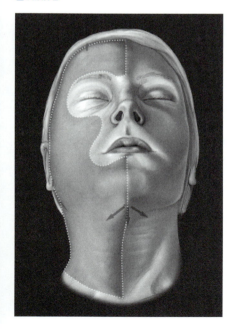

der Tumeszenzpumpspritze wird in einem Winkel von 30 Grad zur Haut eingeführt; unter Pumpbewegungen erfolgt die fächerförmige Separierung des Wangenhautfettlappens von der darunter liegenden Muskulatur.

Durch die dosierten Pumpbewegungen befindet sich stets ein Depot der NaCl-Lösung vor der Kanüle. Dies hat zur Folge, dass wichtige anatomischen Strukturen geschont werden. Hierbei ist vor allem auf den Verlauf der Äste des N. facialis zu achten. Die Grenzen der Tumeszenz sind Nasolabialfalte und knöcherner Orbitarand.

Es schließt sich die fächerförmige Tumeszenz des Halses an. Die Grenze nach kaudal ist hier das Jugulum. Der Kopf des Patienten wird dabei leicht rekliniert, da auch hier anatomische Strukturen wie der Cartilago thyreoidea, die Glandula thyreoidea sowie die großen Halsgefäße geschont werden müssen. Nach lateral wird bis an den Vorderrand des M. trapezius infiltriert.

Weiterführende Tipps

● Anaphylaktische Reaktion; ● Tumeszenzlokalanästhesie

Literatur

Pitanguy I, Ceravolo M (1981) Hematoma postrhytidectomy: how we treat ist. Plast Reconstr Surg 67:526–528

Pitanguy I, Ramos A (1966) The frontal branch of the facial nerve: the importance of its variations in the face-lifting. Plast Reconstr Surgery 38:352–356

Pitanguy I et al. (1980) Nerve injuries during rhytidectomy: considerations after 3,203 cases. Aesthetic Plast Surgery 4:257–265

Pitanguy I et al. (1995) Submental Liposuction as an ancillary prodcedure in face-lifting. Face 4:1–13

Rees TD, Aston SJ (1978) Comlications of rhytidectomy. Clin Plast Surg 5:1

Schwab W (1994) Atlas der Kopf-Hals-Chirurgie. Kohlhammer, Stuttgart

Spira M, Gerow FJ, Hardy SB (1967) Cervicofacial rhytidectomy, Plast Reconstr Surg 40:551

Hals- / Wangen-Lifting in ESP-Tumeszenztechnik mit variabler SMAS- und Platysmapräparation, Stufe III-Standard-Facelift

W.L. Mang, M.S. Mackowski

Ziel

Ziel dieses bei uns klassisch durchgeführten Faceliftings ist die Therapie der Cutis laxa senilis sowie des erschlafften SMAS im mittleren und unteren Gesichtsdrittel. Häufig ist diese Operation mit einer Liposuktion verbunden, vor allem im submentalen Bereich, aber durchaus auch im Bereich der vier Fettdepots der Wange. Eine Konturierung von SMAS subkutanem Fettgewebe sowie Haut wird bei dieser Operation erfolgen.

Problem

Die präoperative Anamnese sowie der Wunsch des Patienten sind ausführlichst zu erheben. Mit dem Patienten ist die Schnittführung sowie der Verlauf der Wundheilung abzuklären. Der Haaransatz im temporalen und occipitalen Bereich ist zu berücksichtigen. Alternativ zur klassischen Schnittführung muss häufig ein sog. Hairline-Cut angewandt werden, um eine ästhetisch perfekte Haarlinie, auch postoperativ, zu gewährleisten.

Lösung und Alternativen

Diese Technik kommt in variabler Ausdehnung in der Regel ab dem 47. bis 50. Lebensjahr der Patienten zum Einsatz.

Nach ausgiebigen Literaturrecherchen, der Beobachtung vieler namhafter Chirurgen bei der Durchführung ihrer Präpariertechnik sowie eigenen intraoperativen Untersuchungen der fazialen Schichten, haben wir eine Standardtechnik entwickelt, die natürlich auf die individuellen Charakteristika des alternden Gesichts eines jeden Patienten abgestimmt werden muss. NRT-Studien haben bewiesen, dass die faziale Alterung hauptsächlich durch die Ptosis von Fett und Haut und nicht durch die Ptosis des SMAS verursacht wird. Auf dieser Erkenntnis basiert die OP-Technik.

Hierbei erfolgt eine vollständige Ablösung des subkutanen Fettgewebes von der darunter liegenden Muskelfaszienschicht. Die Bogengefäße der Subkutis werden erhalten, da weder superfiziell noch intermediär präpariert wird. Dadurch entsteht ein dicker, gut faskularisierter Haut- / Fettlappen. Die Gefahr von Hautnekrosen geht gegen null. Mit dieser Technik werden alle zervikalen sowie fazialen Fettdepots von Platysma und seiner Aponeurose, dem SMAS, gelöst und geliftet. Alle fünf osteodermalen Bänder werden durchtrennt, sämtliches ptotisches Fett wird repositioniert und konturiert, speziell im Bereich der Hängebäckchen. Es korrigiert die Hauptursache der Gesichtsalterung, das ptotische Fett.

Das SMAS als sehr wichtige Struktur im Bereich des Mittelgesichts ist selbst jedoch nur 1–2 mm dick. Es erscheint dem Operateur in der Regel wesentlich dicker aufgrund der Durchführung einer wesentlich oberflächlicheren Präparationsebene und somit dem Belassen von Fett auf dem SMAS bzw. Platysma. Weil das SMAS selbst so dünn ist, erreicht man mit seiner alleinigen Straffung bzw. Anhebung relativ wenig. Belässt man während der Präparation das Fett auf der relativ gering beweglichen Platysma Aponeurose (SMAS), hat man letztendlich einen zu kleinen Spielraum, das ptotische Fett des Mittelgesichts optimal zu repositionieren. Wird jedoch das komplette subkutane Fett bei der Präparation am Hautlappen belassen und dieser Hautlappen komplett mobilisiert, und zwar unter Freigabe der fünf osteodermalen Bänder, erreicht man ein wesentlich effektiveres und trotzdem sehr natürliches Ergebnis als mit vielen anderen Methoden.

Hat man SMAS und Platysma nach entsprechender ausgedehnter Präparation freigelegt, kann es variabel, sowohl präaurikulär als auch im Bereich des Halses, präpariert und schließlich nach craniodorsal rotiert und fixiert werden.

Das SMAS ist anatomisch und funktionell eine craniale Fortsetzung des Platysma, für das man es auch als Platysma-Aponeurose bezeichnen kann. Das Platysma nimmt seinen Ursprung an der Clavicula und den oberen Rippen und geht nach cranial in das SMAS über, bzw. verschmilzt mit ihm. Es überzieht die Glandula parotis und die Fascia masseterica und verbindet sich mit der Fascia temporalis, dem M. zygomaticus major und M. orbicularis ores, um schließlich am Arcus zygomaticus zu inferieren.

Präpariert man strikt auf diesem anatomischen Level, erreicht man auf sicherem Weg eine komplette Mobilisation des Fetts, dessen Ptosis, wie schon erwähnt, die Hauptursache der Alterung des Mittelgesichts darstellt.

Alle fünf osteodermalen Bänder werden komplett gelöst, das ptotische Fett kann direkt konturiert und repositioniert werden, was sich vor allem auf die Hängebäckchen positiv auswirkt.

Die fünf osteodermalen Bänder des Gesichts sind: das malare Ligament (Mc Gregors patch), das Ligament der Parotidia, das masseterische Ligament, das inferiordistal zygomatische Ligament, das mandibulare Ligament.

Das Lösen der letzten beiden ist besonders wichtig, um eine vollständige Korrektur des Nasolabial- und Labiomentalbereichs zu erreichen.

◘ Abb. 1

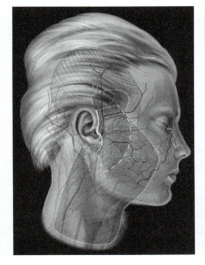

Stufe 1
.... Tumeszenz- und Suktionsrand,
- - - - Präparationsrand,
------ Inzisionslinie

◘ Abb. 2

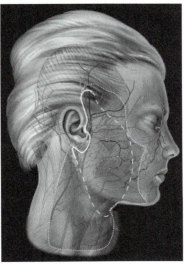

Stufe 2
.... Tumeszenz- und Suktionsrand,
- - - - Präparationsrand,
------ Inzisionslinie

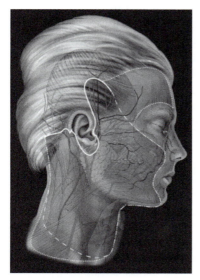

Stufe 3
.... Tumeszenz- und Suktionsrand,
- - - - Präparationsrand,
------ Inzisionslinie

Ebenfalls besondere Aufmerksamkeit erfordern die fünf Fettdepots des Gesichts: Mala-, Nasolabial-, Labiomental-, Buccal- und Submentalbereich.

Die ESP-Technik ermöglicht nicht nur eine Aufhängung dieser Fettansammlung, sondern erlaubt ihre direkte Konturierung. Da dies in einer sehr tiefen Ebene geschieht, werden sichtbare, postoperative Hautunregelmäßgkeiten oder Depressionen vermieden.

Weiterführende Tipps

● SMAS-Präparation

Hals- / Wangen-Lifting, Gefahren und Komplikationen

K. Ledermann, W.L. Mang

Ziel

Das Ziel einer jeden Operation ist eine komplikationslose Abheilung des OP-Gebiets. Aus diesem Grund muss eine präoperative, ausführliche Diagnostik und Anamnese erfolgen sowie eine standardisierte, von einem erfahrenen Operateur durchgeführte Operation. Eine Komplikation lässt sich nur dann hunderprozentig vermeiden, wenn man die Operation nicht durchführt. Auf mögliche Komplikationen und deren Therapie wird in diesem Kapitel eingegangen.

Problem

Trotz akkurat durchgeführter, präoperativer Diagnostik und Anamnese kann es intraoperativ und postoperativ zu unvorhersehbaren Komplikationen kommen, die dann eines erfahrenen Anästhesisten und Operateurs bedürfen. Wenn Komplikationen, wie z. B. ein malignes Hämatom auftreten, darf sich der Operateur nicht scheuen, sofort einzugreifen und auf operativem Wege eine Revision durchzuführen. Nur bei geübtem und sofortigem Handeln können weitere Wundheilungsstörungen vermieden werden. Andere Komplikationen, wie Haarverlust, Narbenbildung etc., sollten nicht zu früh angegangen werden. Der Weichteilmantel des Gesichts braucht mindestens ein halbes Jahr zur Abheilung. Erst dann kann über weitere mögliche Therapieschritte im Sinne einer Narbenkorrektur oder einer Eigenhaartransplantation nachgedacht werden.

Lösung und Alternativen

Kein Chirurg kann von sich behaupten, dass seine operative Tätigkeit nicht auch mit Komplikationen verbunden ist. Nur wer diese beherrscht, ist ein guter Chirurg. Dies gilt um so mehr für die ästhetischen Chirurgie, bei der ein Chirurg nicht nur den operativen Teil seines Fachgebiets beherrschen muss, sondern gleichzeitig auch gute Fähigkeiten als Psychologe bzw. Psychotherapeut besitzen sollte.

Die häufigsten Komplikationen nach einem Facelift sind:

- Hämatome (sie machen etwa 70 % der Komplikationen nach einem Facelift aus)
- Verletzung motorischer oder sensibler Nerven
- hypertrophe und unerwünschte Narbenbildung
- Nekrosen
- Konturunregelmäßigkeiten
- Haarverlust
- Unzufriedenheit der Patienten

Hämatome

Hämatome – die am häufigsten auftretende Komplikation – kommen bei etwa 10–15 % aller Patienten vor. Kleine, nicht therapiebedürftige Hämatome können jedoch ignoriert werden und erscheinen in der Regel auch nicht in den Statistiken. Der einzige Weg, ein Hämatom nach einem Facelift zu verhindern, ist, die Operation nicht durchzuführen. Es ist keine Katastrophe für einen Patienten, nach einem Facelift ein Hämatom zu entwickeln. Die Katastrophe entsteht erst, wenn es nicht rechtzeitig erkannt und ordnungsgemäß behandelt wird. Ein Faceliftpatient muss unmittelbar, prä-, intra- und in den ersten acht Stunden postoperativ engmaschig beobachtet und unter Monitoring gestellt werden, da fast alle ausgedehnten Hämatome in dieser Zeit entstehen. Symptome wie Schmerz, Unruhe, Übelkeit mit Erbrechen und vor allem Blutdruckanstieg können Vorboten bzw. Zeichen für die Entstehung eines Hämatoms sein. Andere optisch sichtbare Zeichen, sog. maligne Hämatome, sind perioculäre und perilabiale Schwellungen und harte Indurationen in Hals und Wangen.

Es muss sofort gehandelt werden: OP, Sedierung, Analgesierung, Lokalanästhesie oder Larynxmaske. Öffnung der Nähte, Hämatomausräumung mittels Sauger und warmer Kochsalzspülung, Aufspüren der Blutungsquelle, vorsichtige Koagulation oder Unterbindung der entsprechenden Gefäße, antibiotische Spülung des OP-Gebiets, Fibrinklebung mittels Tissucol 0,5–1 mg, erneute Rotation des Haut- / Fettlappens und dreiminütige Kompression mit einer feuchten Kompresse; schließlich erneuter, sorgfältiger Wundverschluss, eventuell Einlegen einer Drainage, lockerer Arnikaverband, intermediäre Kühlung, moderate, postoperative Sedierung und regelmäßge RR-Kontrolle. Eine sofortige und adäquate Therapie eines Hämatoms verhindert eine Verzögerung des Heilungsverlaufs bzw. sorgt für keinerlei Beeinträchtigung des operativen Langzeigergebnisses.

Hämatome, die in der späten postoperativen Phase auftreten (etwa ab dem 4. postoperativen Tag, meist verursacht durch zu intensive Aktivitäten des Patienten), sind in der Regel klein im Volumen und regional sehr begrenzt. Die Aspiration mit großvolumigen Kanülen verhindert eine verzögerte Wundheilung. Bei schonender OP-Technik, intensiver präoperativer Diagnostik (Früherkennung und Therapie von Gerinnungsstörungen, Herz- / Kreislauferkrankungen, Stoffwechselstörungen) und das intra- und postoperative Monitoring drängen die therapiebedürftigen Hämatome deutlich zurück.

Bei leichter bis mittelschwerer Hämophilie A ist die präoperative Gabe des Antihämorrhagikums Minirin als Injektion zur Steigerung der Faktor 8 Gerinnungsaktivität sehr sinnvoll.

Hypertrophe und unerwünschte Narbenbildung

Deutlich sichtbare Narbenbildung nach einem Facelift wird hauptsächlich durch unter Spannung stehende Nähte, also durch eine eingeschränkte vaskuläre Versorgung des Hautlappens verursacht. Besonders unangenehm ist eine solche Narbenbildung im präaurikulären und perilobulären Bereich. Die Nähte sollten ohne Spannung und in der Regel mehrschichtig erfolgen, um einer unansehnliche Narbenbildung in den ersten postoperativen Monaten vorzubeugen. Die bei der Rotation nötige Spannung sollte auf die temporalen und occipitalen Schlüsselknähte verteilt werden. Bei unsachgemäßer Rotation bzw. zu ausgeprägter Hautresektion im Bereich des Lobulus auriculae, verursacht die hier entstandene Spannung, dass das Ohrläppchen unnatürlich nach kaudal gezogen wird und es entsteht eine hässliche

Narbe, welche kaum zu verdecken ist. Eine zu exzessive Spannung im temporalen und mastoidalen Bereich verursacht breite, haarlose Narbenbezirke, die vor allem dann schwer zu kaschieren sind, wenn das Haar dünn und kurz ist. Diese Narben können entweder postoperativ einige Monate später aufgeschnitten oder mittels Eigenhaarverpflanzung versorgt werden.

Die Tendenz zur hypertrophen Narbenbildung besteht hauptsächlich im postaurikulären Bezirk zwei bis vier Monate postoperativ. Zwei bis drei Injektionen mit Triamcinolon im Abstand von vier Wochen sind hier sehr erfolgversprechend. Diese Injektionen verursachen eine Atrophie der hypertrophen Narbe. Des Weiteren reduzieren sie die Rötung sowie den Juckreiz. Entsteht intraoperativ jedoch kein zu ausgeprägter Zug und vernäht man mehrschichtig im Sinne einer Z-Plastik, kann man dieser Narbenbildung vobeugen. Richtige Keloide sind selten, vor allem sehr dunkle Hauttypen neigen dazu. Die entsprechende Therapie ist hier die Ausschneidung und simultane Injektion von Triamcinolon sowie die unmittelbar postoperative, mehrmalige Radiatio.

Nekrose

Die Hauptursache bei einer Hautnekrose nach Facelifting ist die Spannung. Diese kann das Ergebnis eines Hämatoms, einer superfiziellen Infektion oder meistens das Ergebnis eines Wundverschlusses unter zu großer Spannung sein. Ebenfalls führt starker Zigarettenkonsum zu einer Reduktion der Blutzirkulation zu den distalen Rändern des rotierten Hautlappens. Wir empfehlen den Patienten vier Wochen vor der Operation das Rauchen einzustellen. Auch postoperativ angelegte Druckverbände führen zur Konstriktion der Blutgefäße in den distalen Bereichen des Lappens. Patienten mit ausgeprägten postoperativen Ödemen können ebenfalls genug Spannung entlang der Naht entwickeln, um lokale Gewebsnekrosen mit superfiziellem Hautverlust entstehen zu lassen.

Wenn Nekrosen entstehen, sollte man die Wunde spontan cranulieren und reepithelisieren. Hauttransplantate und exzessives Wund-Debridement sollten erst durchgeführt werden, wenn der Körper die Möglichkeit hatte, das Problem selbst zu korrigieren.

Geringgradige Hautnekrosen entstehen am häufigsten im Bereich des mastoidalen Hautlappens, da hier der Zug meist am größten, der Lappen aber relativ dünn ist. Um möglichen Nekrosen vorzubeugen, sollte man folgendes beachten:

- Vorbeugung von Hämatomen durch adäquate Blutstillung
- die Hautlappen sollten äußerst vorsichtig behandelt werden (Benutzung feiner, wenn möglich stumpfer Instrumente, vor allem im Randbereich des Lappens)
- Präparation eines möglichst dicken Haut- / Fettlappens, dadurch keine Störung der vaskulären Versorgung; dies wird durch das ESP-Lift in Tumeszenztechnik gewährleistet
- Vermeidung von exzessiver Dehnung des Lappens während der Präparation

Bei Bedarf setzen wir zur Behandlung die Blutegeltherapie ein, die sich seit dreitausend Jahren in der Medizin etabliert hat. Ihre Wirkungsweise:

- gerinnungshemmend (die Fließeigenschaften des Bluts und die Durchblutung verbessern sich)
- lymphstrombeschleunigend (der Blutegel wirkt entwässernd und entgiftend)
- antithrombotisch (das Venenepithel wird geschützt, eine Thrombosebildung verhütet, die Emboliegefahr vermindert, vorhandene Thrombosen lösen sich auf)
- immunisierend (es tritt eine entzündungshemmende Wirkung ein, das Immunsystem wird gestärkt)
- löst Gefäßkrämpfe (es tritt eine beruhigende und entspannende Wirkung ein, Schmerzen lassen nach)

Haarverlust

Bei Patienten mit sehr dünnem Haar, die sowieso eine Tendenz zu Allopezie zeigen, kann es vor allem im temporalen Bereich zu temporärem Haarausfall kommen. Haben diese Patienten jedoch gesundes Haar und einen gesunden Skalp, werden die Haare nach einigen Wochen wieder wachsen, was allerdings bis zu sechs Monaten dauern kann. Lokalisierter Haarausfall im Bereich der Inzision bzw. ausgedehnte Narben sollten nicht vor Ablauf von sechs Monaten durch Narbenausschneidung oder Eigenhaartransplantation korrigiert werden. Bei Patienten mit sehr hohem temporalen Haaransatz sollte bei der Schnittführung besondere Vorsicht geboten sein, ein Hairline-Cut ist hier das Mittel der Wahl. Wählt man die temporale Präparationsebene zu oberflächlich (subdermal), zerstört man die Haarwurzeln und es kommt zu permanentem Haarausfall, der nur durch Haartransplantation zu korrigieren ist.

Auch im retroaurikulären Bereich sollte die Schnittführung und Zugrichtung so gewählt werden, dass keine sog. Treppenstufe sichtbar bleibt. Die optimale Schnittführung muss also von Patient zu Patient individuell besprochen und gewählt werden.

Konturunregelmäßigkeiten

Vor allem bei ausgedehnter Platysma-Chirurgie kann es zu Unregelmäßigkeiten der Oberflächen kommen. Des Weiteren sollten sowohl Wangen als auch Hals nicht vollkommen entfettet werden. Drei Millimeter Fett sollten unbedingt an der Unterfläche des Hautlappens belassen werden. Wenn das gesamte Fett entfernt wurde, verdickt die Haut mit der darunter liegenden Muskulatur, was zu Runzeln und Faltenbildung führt, die nach der Abschwellung sichtbar werden.

Nervenverletzungen

Sensible Nerven

Der bei einem Facelift am häufigsten verletzte Nerv ist der N. auricularis magnus. Vor allem bei schlanken Patienten sollte man besondere Vorsicht bei der Abpräparation des Lappens vom darunter liegenden M. sternocleidomastoideus walten lassen, da der Nerv oftmals direkt unter dem Hautlappen verläuft. Seine Identifizierung erfolgt am leichtesten etwa 6,5 cm unterhalb des kaudalen Rands des äußeren Gehörgangs, wo er den M. sternocleidomastoideus kreuzt. Wenn der Nerv während der Präparation durchtrennt wird, sollte er sofort mittels feiner Nervennähte rekonstruiert werden, da es ansonsten zu einer permanenten Taubheit der unteren zwei Drittel des Ohrs sowie der angrenzenden Areale von Hals und Wange kommt. Des Weiteren besteht die Möglichkeit der Entwicklung von schmerzvollen Neurinomen.

Motorische Nerven

Als motorischer Nerv wird am häufigsten der temporale Ast des N. facialis verletzt. Die Folge ist eine Paralyse des M. frontalis auf der Seite mit unilateraler Brauenptosis. Die Verletzung kann durch unvorsichtige Blutstillung mittels Kaustik kommen, eine zu oberflächliche Präparation im temporalen Bereich, bei falscher Unterbindung, Einnaht des Nervs bei der SMAS-Technik oder durch Überdehnung des Nervs bei der Präparation, was zu einer Neuropraxie führt. Dann kommt es zu einer Regeneration des Nervs innerhalb von zwei bis sechs Monaten.

Die Rami buccales sowie der Ramus marginalis mandibulae des N. facialis werden bei zu extensiver SMAS- und Platysma-Chirurgie verletzt.

Durch eine zu tiefe Präparation im Bereich des posterioren Halses kann es zu einer Verletzung des N. accessorius kommen. Da dieser den M. trapezius innerviert, kann es zu einer Asymmetrie der posterioren Halsmuskulatur kommen. Der M. trapezius unilateral atrophiert aufgrund seiner fehlenden Innervation.

Die großen Erwartungen eines Patienten vor einer Faceliftoperation können vom Operateur nur dann erfüllt werden, wenn er eine fachlich fundierte Ausbildung hinter sich hat, seine OP-Technik standardisiert und einfach reproduzierbar ist, ohne dabei die Individualität eines jeden Patienten sowohl in anatomischer als auch psychologischer Hinsicht aus den Augen zu verlieren.

Gerade in der unmittelbar postoperativen Phase ist eine gut geschulte, medizinische und psychologische Führung des Patienten unabdingbar.

Weiterführende Tipps

❯ Anaphylaktische Reaktion; ❯ Augenlidhämatom nach Septorhinoplastik; ❯ Blutungszeit

Literatur

Bakamjian VY (1972) The deltopectoral skin flap in head and neck surgery. In Conley J, Dickinseon JT (eds) Plastic an reconstructive surgery of the face and neck. Thieme, Stuttgart

Connell BF (1978) Contouring the neck in rhytidectomy by lipectomy and a muscle sling. Plast Reconstr Surg 61:376

Hals- / Wangen-Lifting, Stufe II-Standard-Facelift

W.L. Mang

Ziel
Das Stufe II-S-Lift ist geeignet für Frauen zwischen dem 30. und 50. Lebensjahr, bei denen es lediglich um eine Korrektur der Hängebäckchen sowie der vertieften Nasolabialfalten geht.

Problem
Eine zu ausgeprägte Präparation bei dieser Art des Liftings sollte nicht erfolgen, da sowohl das SMAS als auch der Haut- / Fett- / Weichteillappen in die doch minimalistische Schnittführung nicht rotiert werden kann und es somit zu ästhetisch störenden Narben kommen könnte.

Lösung und Alternativen

Dieses Lifting kommt ab dem 40. Lebensjahr zur Anwendung. Hier werden neben der Nasolabialfalte auch die erschlaffte Haut sowie das ptotische Fett im Labio-Mentalbereich, die sog. Hängebäckchen, gerafft.

Die Schnittführung wird S-förmig im temporalen Bereich begonnen und um den Lobulus auriculae bis 2 cm nach retroaurikulär geführt. Ein etwa 4–6 cm messender Haut- / Fettlappen wird zunächst scharf, dann stumpf im Wangen- und mentalen Bereich abpräpariert.

Am oberen Ohrpol wird das temporale Gefäßbündel dargestellt und ligiert. Cranial davon erfolgt die Präparation auf der tiefen Fascie des M. temporalis, um die Haarwurzeln zu schonen. Die Grenze zu dieser Präparationsebene stellt die Ligatur dar. Die Präparationsebene im Wangen- und mentalen Bereich befindet sich höher auf dem SMAS bzw. Platysma.

Nach Wundrevision, exakter Blutstillung und Spülung mit Triamcinolonhydrochlorid erfolgt die Einjustierung des Kopfs des Patienten in der Medianlinie.

Nun wird der gebildete Haut- / Fettlappen nach craniodorsal entlang der Ohrlinie „rotiert" und am cranialen Ende mit einer scharfen Backhausklemme an der festen Kopfsparte fixiert. Die Ohrlinie stellt eine Gerade dar, die den tiefsten Punkt des Lobulus auriculae mit dem höchsten Punkt der Helix verbindet. Sie gibt die Zugrichtung beim Facelift an.

Im Anschluss daran wird die überschüssige Haut zunächst prätrageal mit der Schere eingeschnitten. Es schließt sich die erste Schlüsselnaht mittels 4/0 Monocryl subkutan an. Weitere Fixierungsnähte erfolgen am oberen und unteren Ohrpol.

Nach Entfernen der Backhausklemme kann nun die restliche, überschüssige Haut reseziert werden.

Nach nochmaliger Blutstillung erfolgt der zweischichtige Wundverschluss.

Bei jedem Wundverschluss ist darauf zu achten, dass auf der Hautnaht keine Spannung liegt. Aus diesem Grund wird die Spannung auf die Schlüsselnähte verteilt und erst nach subkutanem Wundverschluss mit 4/0 Monocryl erfolgt die Hautnaht intrakutan oder fortlaufend überwendlig.

Weiterführende Tipps

> Hals- / Wangen-Lifting, Gefahren und Komplikationen

Literatur

Millard DR Jr, Garst WP Beck RL (1972) Submental and submandibular lipectomy in conjucttion with a face lift, in the male or female. Plast Reconstr Surg 49:385

Panje WR, Moran FJ (1989) Free Flap Reconstruction of the Head and Neck. Thieme, New York

Pitanguy I (1979) The aging face. In: Carsen L, Slatt B (eds) The naked face. General Publishing, Ontario, p 27

Pitanguy I Ceravolo M (1981) Hematoma postrhytidectomy: how we treat ist. Plast Reconstr Surg 67:526–528

Pitanguy I, Ramos A (1966) The frontal branch of the facial nerve: the importance of its varations in the face-lifting. Plast Reconstr Surgery 38:352–356

Pitanguy I et al. (1980) Nerve injuries during rhytidectomy: considerations after 3,203 cases. Aesthetic Plast Surgery 4:257–265

Hals- / Wangen-Lifting, Verband und postoperative Nachsorge

W.L. Mang

Ziel
Der Verband nach einem Facelifting hat lediglich eine Schutzfunktion, er dient nicht der Kompression des OP-Gebiets.

Problem
Eine zu ausgeprägte Kompression führt zu Zirkulationsstörungen in den kleinen Endgefäßen der Haut, was im weiteren Verlauf zu Komplikationen im Sinne von Nekrosen im Wangen- und Halsbereich führen kann. Aus diesem Grund erfolgt der Verband lediglich als Schutz für 24 Stunden postoperativ. Im weiteren Verlauf sind keinerlei Verbände notwendig.

Lösung und Alternativen

Nach nochmaliger Desinfektion und Säuberung des OP-Gebiets wird zunächst ein eingeschnittenes Fortyl-Gaze auf die periaurikulären Wunden platziert und mit einer ebenfalls Ypsilon-förmig eingeschnittenen, trockenen 10 × 10-Kompresse fixiert.

Eine 6 cm breite Softbahn-Binde wird in die mit NaCl 0,9 % verdünnte Arnika-Lösung im Verhältnis 5 : 1 getaucht und nun im Sinne eines Kopf- / Halsverbands gewickelt. Dabei ist darauf zu achten, dass dies ein Schutzverband und kein Druckverband ist.

Nun werden zwei 6 cm × 5 m messende elastische Binden im Sinne eines sog. konähren Verbands gewickelt. Auch hier ist auf jegliche Druckvermeidung zu achten.

Die Bahnen müssen faltenfrei gewickelt werden, um ein glattes Anheilen des Haut- / Fettlappens zu erreichen. Dieser Verband hat keinerlei redressierenden Effekt, sondern dient nur als Schutz und leichte Stütze. Er wird für 24 Stunden belassen.

Aufgrund der tiefen Präparationsebene beginnt man jetzt mit einer dosierten Kühlung des OP-Areals durch eisgekühlte NaCl-Kompressen.

Auch in der Aufwachphase wird die leichte Hypotension aufrechterhalten. Es sollte jegliches Pressen des Patienten vermieden werden, um Schwellungen und Hämatomen vorzubeugen.

Es ist darauf zu achten, dass der systolische Wert 130 mm HB nicht überschreitet.

Bereits intraoperativ wird mit einer antibiotischen Abschirmung begonnen, die ab dem Abend des OP-Tags oral für sieben Tage fortgesetzt wird.

Desweiteren setzen wir nicht-steroidale Antiphlogistica zur Minimierung von Schwellungen und Entzündungen ein.

In den ersten zwei postoperativen Tagen sollte intermediär gekühlt werden. Ab dem zweiten postoperativen Tag setzen wir die tägliche Lymphdrainage zur weiteren Abschwellung des OP-Gebiets ein.

Der Patient wird angehalten, sich acht Tage absolut ruhig zu verhalten, auf dem Rücken zu schlafen, nicht zu lachen, zu grimassieren und keinerlei anstrengende Arbeit zu verrichten.

Nach 24 Stunden erfolgt die Entfernung des Verbands und der Redondrainagen. Am zweiten postoperativen Tag ist die Entlassung in die ambulante Betreuung möglich.

Die Wunden werden täglich vom Arzt kontrolliert und gereinigt. Tagsüber erfolgt der Schutz der Wunden mit einem locker gewickelten Seidenschal. Nachts trägt der Patient einen Schutzverband für etwa zehn Tage, um Verletzungen im Ohrbereich zu vermeiden. Ab dem zweiten postoperativen Tag dürfen die Haare gewaschen werden. Weitere fachkosmetische Maßnahmen, wie Elektrotherapie und Lichttherapie kommen nun zum Einsatz.

Die Fadenentfernung erfolgt zwischen dem sechsten und zehnten postoperativen Tag.

Vier Wochen lang sollte auf Sport, Sauna, Sonneneinstrahlung und das Haarefärben verzichtet werden.

Nach zwei bis drei Wochen besteht Arbeits- und Gesellschaftsfähigkeit. Man muss wissen, dass nach einer ästhetisch-plastischen Operation Wochen bis Monate vergehen, bis das endgültige Operationsergebnis zu sehen ist. Narben, Schwellungen sowie ein Taubheitsgefühl periaurikulär können monatelang anhalten.

Psychische Probleme sind nicht mit einer Schönheitsoperation zu lösen. Deshalb sind schwer psychatrisch gestörte Patienten im Vorfeld zu selektieren. Nur so können postoperative Unstimmigkeiten und Differenzen vermieden werden.

Weiterführende Tipps

❯ Blepharoplastik, untere, postoperative Medikation und Verhaltensmaßregeln

Hals- / Wangen-Lifting, Vorbetrachtungen

W.L. Mang, K. Ledermann

Ziel
Schaffung eines verjüngten Erscheinungsbilds des Patienten, das nicht operiert aussieht mit nicht sichtbaren Narben. Durchführung einer atraumatischen, risikoarmen Operation, um eine schnelle und komplikationslose Wundheilung zu gewährleisten. Das Ergebnis sollte eine signifikante Verbesserung des Erscheinungsbilds und damit ein glücklicher Patient sein. Kreation eines „dauerhaften" Ergebnisses durch die Anwendung der geeigneten Technik, um die individuellen anatomischen Defizite des Patienten zu korrigieren.

Problem
Von ausschlaggebender Bedeutung für ein optimales Ergebnis ist die Anpassung der Operationstechnik an die individuellen Erfordernisse des Patienten. Genaue Kenntnisse über die anatomischen Veränderungen des alternden Gesichts und die daraus resultierenden Lösungsansätze sind von fundamentaler Bedeutung.

Lösung und Alternativen

Es ist nicht genau bekannt, wann das erste Facelift durchgeführt wurde. Die Ursprünge sind im 19. Jahrhundert in Europa zu suchen, wobei nur eine Miniliftresektion (Entfernung von Hautstreifen präaurikulär) ausgeführt wurde.

Im Laufe der Jahre wurde in immer tieferen Schichten präpariert. So sind bis heute 5 verschiedene anatomische Präparationsebenen, die auch miteinander kombiniert werden können, beschrieben:

- Superficial Facelift: Hier wird lediglich ein Hautlappen mit einem geringen Anteil Fett präpariert. Eine große Anzahl von Gefäßen, vor allem die subdermalen Plexus, werden bei dieser Präparationsart zerstört. Das die Hängebäckchen und tiefen Nasolabialfalten verursachende abgesackte Fett wird hingegen belassen, mit der Folge eines schlechten kosmetischen Ergebnisses.
- Midsubkutanes Lift: Hierbei wird ein größerer Anteil Fett am Hautlappen belassen, jedoch verbleibt auch eine Fettschicht auf SMAS und Platysma. Auch diese Präparationsebene entspricht keiner natürlichen anatomischen Schicht, wichtige Gefäße wie die axialen Bogengefäße werden zerstört.
- SubSMAS Lift: Die Präparation erfolgt direkt unter SMAS und Platysma.
- Subperiostal Lift: Die Präparation erfolgt direkt auf dem Knochen.
- Supraplatysmal Lift: Die Präparation erfolgt unmittelbar auf dem SMAS. Hierbei wird ein dicker, gut vaskularisierter Haut- / Fettlappen gebildet, während auf Platysma und SMAS kaum bis kein Fett belassen wird. Diese Technik ermöglicht die Freigabe aller 5 osteodermalen Stützbänder (dies sind das malare, parotidische, masseterische, inferior distal-zygomatische sowie das mandibulare Ligament) sowie die Repositionierung der 5 Fettkompartimente des Gesichts (malar, nasolabial, buccal, labiomental, submental). Diese OP-Technik beruht auf dem simplen, aber einleuchtenden Prinzip, dass das Altern des Gesichts hauptsächlich in der Ptosis von Haut und Fett begründet ist und nicht in der alleinigen Erschlaffung des SMAS, da diese Platysmaaponeurose viel zu dünn ist (1–2 mm), um signifikant die faciale Ptosis zu verursachen. Dies ist analog zur Ptosis der Mamma, die nicht durch die Ptosis des M. pectoralis, sondern durch Gravitation und Nachlassen der Spannkraft von Haut-, Drüsen- und Fettgewebe bedingt ist.

Wir haben diese von Steven Hoefflin beschriebene Methode mit der aus der Liposuktion bekannten Tumeszenz sowie einer individuell angepassten Präparation des SMAS kombiniert und erzielen damit optimale Ergebnisse.

Dieses „Tumeszenzlift" bietet große Vorteile. Nach der Tumeszenz mit etwa 80 ml Lösung pro Seite wird das gesamte Gesicht mit Minikanülen

(1–2 mm Durchmesser) vorkanüliert und gesaugt. Der Vorteil dieser Methode besteht darin, dass man ohne Anstrengung die anatomisch richtige Präparationsebene findet, weil die feine Saugkanüle ohne Druck in das Gewebe eingeführt wird und man sich automatisch im Bereich des geringsten Widerstands, dem tiefen supraplatysmalen Fett befindet. Während das infrastrukturelle Stützgewebe dabei völlig intakt bleibt, wird das SMAS völlig von Fett befreit. Die eigentliche Präparation erfolgt nun schnell und äußerst blutarm.

Wir führen die Tumeszenztechnik nun seit 6 Jahren mit hervorragenden Ergebnissen aus. Wir haben diese Methode standardisiert, sie ist leicht reproduzierbar, blutarm, fazialisschonend und von gutem Langzeitergebnis.

Weiterführende Tipps

- Abdominoplastik, Indikationsstellung

Literatur

Aston SJ (1983) Platysma – SMAS cervicofascial rhytidoplasty. Clin Plast Surg 40:507

Baker TJ (1962) Chemical face peeling and rhytidectoma. A combined approach for facial rejuvenation. Plast Reconstr Surg 29:199–207

Baker TJ, Gordon HL, Mesienko P (1977) Rhytidectomy. Plast Reconstr Surg 59:24

Baker TJ, Gordon HL (1986) Surgical Rejuvenation of the Face. Mosby, St. Louis

Bakamjian VY (1972) The deltopectoral skin flap in head and neck surgery. In: Conley J, Dickinseon JT (eds) Plastic an reconstructive surgery of the face and neck. Thieme, Stuttgart

Connell BF (1978) Contouring the neck in rhytidectomy by lipectomy and a muscle sling. Plast Reconstr Surg 61:376

Höcker- / Langnase, Abtragung des Höckers

W.L. Mang

Ziel
Vollständige Abtragung des knorpeligen und knöchernen Höckers.

Problem
Vollständige Mobilisation des knorpeligen und knöchernen Nasengerüsts unter Schonung des medialen Augenwinkels.

Lösung und Alternativen

Der Operateur führt den Aufrichthaken unter den vollkommen mobilisierten Hautlappen über dem knöchernen und knorpeligen Nasengerüst mit der linken Hand ein und zieht ihn nach oben.

Noch bestehende Bindegewebsstränge werden unter endoskopischer Sicht durchtrennt. Unter Absaugung lässt sich der knorpelig-knöcherne Höcker nun gut inspizieren.

Es ist besonders darauf zu achten, dass die Schleimhaut sauber sowohl vom vorderen Septumknorpel als auch vom Nasendom abpräpariert wurde.

Der Opeateur beginnt nun mit der Abtragung des knorpeligen Höckers. Er trennt dazu mit der 11er Klinge das knorpelige Dach, bestehend aus den Medialflächen der Cartilagines nasi lateralis und der Oberkante des Cartilago septi nasi, im Vestibulum nasi beginnend, in horizontaler Schnittrichtung bis zu den Ossa nasalia ab.

Während er den Aufrichthaken mit Zug nach kranial belässt, setzt er jetzt den 11 mm-Meißel in die vorgegebene Schnittführung unter Sicht ein.

Der Aufrichter wird nun entfernt. Es dienen jetzt Daumen und Zeigefinger der linken Hand des Operateurs zum einen als Führungsschiene für den eingesetzten Meißel, zum anderen als Schutz des medialen Augenwinkels. Der Assistent hämmert mit gleichmäßigen, gefühlvollen Schlägen entsprechend der Dicke und Dichte der Ossa nasalia.

◘ Abb. 1

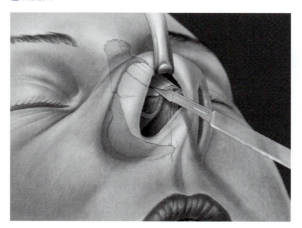

◘ Abb. 2

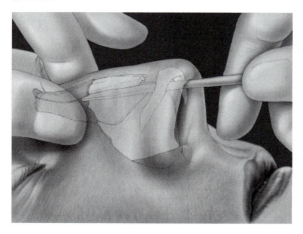

Das Ausmaß der Höckerabtragung richtet sich nach dem tiefsten Punkt im Bereich der Radix nasi.

Der Höcker sollte in toto entfernt werden, um spätere Unebenheiten im Nasenrückenbereich zu vermeiden. Der abgetrennte Höcker wird mit der Blakeslay-Zange entfernt. Es ist darauf zu achten, dass auch ein Knochenfragment der zur Radix nasi auslaufenden Glabella entfernt wird, um auch hier später eine ästhetisch korrekte Verschmälerung zu erreichen.

Die scharfen Kanten der Ossa nasalia werden mit einer relativ groben Raspel geglättet. Dazu wird die Raspel über den intrakartilaginären Schnitt jeweils von beiden Seiten unter das Periost eingeführt. Damit man hierbei nicht in die Augenhöhle abgleitet, dienen auch jetzt Daumen und Zeigefinger der linken Hand des Operateurs als Führungsschiene.

Noch überschüssige Knorpelfragmente der Septumoberkante werden mit der 11er Klinge entfernt. Dies lässt sich unter endoskopischer Kontrolle durchführen. Die Septumoberkante, die gekürzten Flügelknorpel sowie das open roof als Resultat der Osteotomie sind gut sichtbar.

Das Ausmaß der Abtragung des knorpeligen und knöchernen Höckers hängt ab von der zuvor erfolgten Projektion der Nasenspitze. Der geplante Nasofrontalwinkel sowie der tip defining point sind die wesentlichen Bezugspunkte für die Planung des Profils.

Weiterführende Tipps

> Höcker- / Langnase, basale und transversale Osteotomien

Literatur

Tardy ME Jr, Brown RJ (1990) Surgical Anatomy of the Nose. Raven Press, New York
Theissing J (1996) HNO-Operationslehre, 3. Aufl. Thieme, Stuttgart
Walter C (1997) Plastisch-chirurgische Eingriffe im Kopf-Hals-Bereich. Thieme, Stuttgart

Höcker- / Langnase, basale und transversale Osteotomien

W.L. Mang

Ziel
Komplette Mobilisierung der Nasenpyramide durch allseitige Osteotomien.

Problem
Ein schnelles und exaktes Vorgehen ist erforderlich, um unnötigen postoperativen Hämatomen und Schwellungen vorzubeugen; Schonung der angrenzenden Periorbita und Schädelbasis.

Lösung und Alternativen

Die basalen und transversalen Osteotomien erfolgen erst, wenn sämtliche Arbeiten an den Weichteilen der Nase abgeschlossen sind. Führt man sie zu einem früheren Zeitpunkt durch, entstehen immense Schwellungen und Blutungen, die ein exaktes Korrigieren der Weichteile unmöglich machen.

Unmittelbar nach den Osteotomien erfolgt der Verband. So werden Schwellungen, vor allem im medialen Augenwinkel vermieden.

Die paramediane Osteotomie ist im Rahmen der Höckerabtragung bereits erfolgt. Es genügt jetzt die saubere Durchführung der basalen Osteotomie bds., welche am medialen Augenwinkel in die transversale Osteotomie erweitert wird. Dadurch sind beide Ossa nasalia völlig mobil. Dies ist eine unabdingbare Voraussetzung für ein perfektes ästhetisches Ergebnis, da nur durch die kompletten und allseitigen Osteotomien die Nase optimal verschmälert und das Dorsum filigran gestaltet werden kann.

Bei jeder Höcker- / Langnase (etwa 2/3 aller Nasenoperationen) sind die Osteotomien unumgänglich. Handelt es sich lediglich um eine unförmige Nasenspitze, kann sie in der dargestellten Eversionsmethode ohne Durchführung von Osteotomien in Lokalanästhesie korrigiert werden.

Zur basalen Osteotomie wird der 4 mm-Meißel am basalen Punkt der Apertura piriformis mit der rechten Hand des Operateurs eingesetzt. Eine Schleimhautvorpräparation ist dazu nicht nötig. Mit dem Daumen der linken Hand des Operateurs erfolgt die Führung der lateralen Kante des Meißels bei Durchführung der basalen Osteotomie rechts. Auf der linken Seite erfolgt die Führung des Meißels durch den Zeigefinger der linken Hand des Operateurs.

Auf den basalen Verlauf der Osteotomie muss geachtet werden, um eine Stufenbildung zu vermeiden.

Das harmonische Zusammenspiel zwischen Operateur und Assistent ist während der Hammerschläge extrem wichtig. Auch der Assistent muss ein Gefühl für die Knochenstärke haben, um speziell im medialen Augenwinkel sowie beim Übergang zur transversalen Osteotomie, behutsame, aber kräftige Hammerschläge auszuführen.

Wir benutzen die relativ schmalen 2- und 4 mm-Meißel, um das Periost nicht zu verletzen.

Es schließt sich die Einlage von privingetränkten Spitztupfern für 2 Minuten an.

Während dieser Zeit legt der Operateur eine feuchte Kompresse auf den Nasenrücken auf, um die Ossa nasalia entsprechend den vorgegebenen Osteotomielinien zu frakturieren und zu mobilisieren. Dies geschieht mit Daumen und Zeigefinger beider Hände in Form von Seitwärtsbewegungen.

Dabei ist darauf zu achten, dass die endonasale Schleimhaut nicht zerrissen wird, um stärkere Blutungen zu vermeiden.

Die Nasenpyramide sollte jetzt völlig mobil sein, nur dann kann ein optimales Ergebnis erzielt werden. Es folgt die abschließende Formung der neu konfigurierten Nase. Dies geschieht mit beiden Händen unter Zuhilfenahme von zwei feuchten Kompressen.

Der Operateur prüft den Nasenrücken sowie den Flügelbereich nochmals auf Unebenheiten und kann bei Bedarf kleinere Knorpelteilchen über den bereits verschlossenen intrakartilaginären Schnitt reimplantieren. Des Weiteren werden der nasofaciale, der nasolabiale sowie der „Mang'sche Winkel" auf ihre anatomische Korrektheit geprüft.

Die Nase hat jetzt ihre endgültige neue Form. Der sich anschließende Verband hat keinerlei formende oder redressierende Wirkung, er dient lediglich als Schutz.

◘ Abb. 1

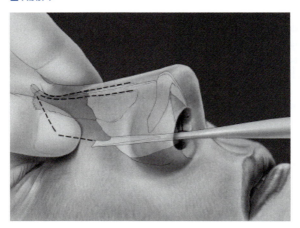

◘ Abb. 2

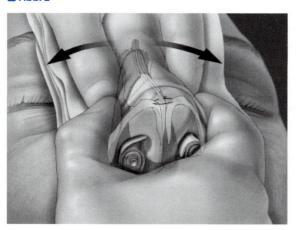

Die privingetränkten Spitztupfer werden wieder entfernt und das gesamte endonasale System abgesaugt. Es schließt sich die Einlage einer lockeren Nasentamponade für 24 Stunden an.

Durch erneute Ausmodellierung mit beiden Händen werden eventuell vorhandene Hämatome ausgestrichen.

Die kontrollierte Fraktur als Ergebnis einer Osteotomie sollte zu einer genau definierten Motilität der Nasenpyramide führen. Das innere und äußere Periost dient als Stabilisator und Verbindungselement der einzelnen Nasenfragmente. Bei Zerstörung dieser wichtigen Periostschlinge kommt es zur Instabilität der knöchernen Fragmente und somit häufig zu starken Blutungen und Ödemen mit der Folge der asymmetrischen Heilung.

Weiterführende Tipps

> Höcker- / Langnase, Abtragung des Höckers

Literatur

Brown JB, McDowell F (1965) Plastic Surgery of the Nose. CV Mosby, St. Louis

Constantian MB (1985) Grafting the projecting nasal tip. Ann Plast Surg 14:391

Converse JM (1955) The cartilaginous structures of the nose. Ann Otol Rhinol Laryngol 64:220

Converse JM (1964) Deformities of the nose. Reconstructive plastic surgery, vol 2. WB Saunders, Philadelphia London, p 695

Höcker- / Langnase, Bildung und Resektion des Mang'schen Dreiecks, Feinkorrekturen

W.L. Mang

Ziel
Spannungsloser Verschluss der Inzisionen, um spätere Verziehungen und Narbenbildungen zu verhindern.

Problem
Der extrem sensible Bereich des Vestibulum nasi muss anatomisch korrekt reproduziert werden, die Funktion der Nasenklappen muss erhalten bleiben, einem möglichen postoperativen Ansaugphänomen muss vorgebeugt werden.

Lösung und Alternativen

Der Schleimhautverschluss nach erfolgreich durchgeführter Nasenspitzenmodellierung erfolgt in Form von Einzelknopfnähten mittels 4/0 Vicryl rapid. Durch seine schnelle Resorbierbarkeit muss der Faden später nicht entfernt werden und führt nicht zu Fremdkörperreaktionen oder unnötigen Traumata der empfindlichen Schleimhaut.

Der Operateur beginnt mit der Naht stets basal mit etwa 3 Nähten an der Columella und setzt sie dann in Richtung Septumoberkante und Nasenflügel fort. Hier sind in der Regel 3–4 Nähte erforderlich.

Durch diese Technik entsteht, bedingt durch die Knorpelresektion und Flügelverkleinerung im Bereich des lateralen Crus helicis ein überschüssiger Mucosalappen.

Dieses sog. „Mang'sche Dreieck" wird nach Beendigung der Naht reseziert. Dazu zieht der Assistent den Lappen mit der Addson-Brown-Pinzette leicht nach ventral. Nun kann der Operateur unter eingesetztem, flachen

Zweizinker das Dreieck mühelos mit der Cadwickschere resezieren. Eine weitere Naht ist nicht mehr erforderlich.

Identisches Vorgehen auf der Gegenseite. Bei sauberer OP-Technik bleiben bds. gleichgroße Schleimhautdreiecke übrig, die zu resezieren sind.

◘ Abb. 1

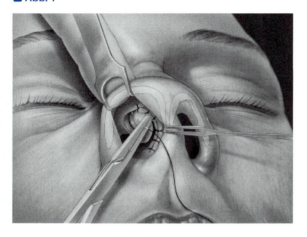

◘ Abb. 2

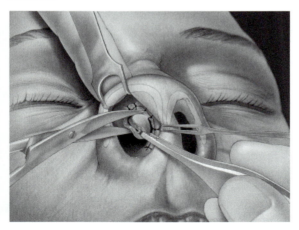

Je ausgeprägter die Nasenverkleinerung, um so größere „Mang'sche Dreiecke" entstehen.

In Einzelfällen erfolgt nun noch eine Matratzennaht im Bereich der Columella.

Falls Feinkorrekturen, wie z. B. Knorpelreimplantationen in die Nasenspitze, den Flügel- oder Dreiecksknorpelbereich oder in den Nasenrücken notwendig sind, sollten diese jetzt, also vor den Osteotomien, erfolgen. Dazu schneidet man sich, die in einer NaCl-Lösung aufbewahrten, bereits entfernten Knorpelfragmente zurecht, crasht sie mit einer scharfen Klemme und reimplantiert sie in die gewünschte Region unter Benutzung von Tissucol-Fibrinkleber. Falls größere Knorpelfragmente benötigt werden, verwendet man Ohrknorpel aus der Concha.

Auch eine Verkleinerung der Nasenflügel, falls erforderlich, wird vor den Osteotomien durchgeführt. Sie erfolgt in Form einer Keilexzision über den Nasenflügelrandschnitt nach exakter vorheriger Anzeichnung. Der spannungslose Verschluss des Nasenflügels wird in Form von 5/0 Prolene-Einzelknopfnähten durchgeführt.

Ist eine ausgedehnte Reduktion der Weite der Nasenflügel erforderlich, kann der o. g. Schnitt weit in die Alar-facial junction hineingeführt werden. Weite und Volumen der Nasenflügel sind dadurch gut und ausgedehnt zu reduzieren.

Weiterführende Tipps

> Diagnostik, präoperative

Literatur

Cottle MH, Loring RM (1948) Surgery of the nasal septum: new operative procedures and indications. Ann Otolaryngol 57:707

Courtiss EH, Gargan TJ, Courtiss GB (1984) Nasal physiology. Ann Plast Surg 13:214

Eisenberg I (1982) A history of rhinoplasty. S Afr Med I 62.286

Flowers RS (1993) Rhinoplasty in Oriental patients: repair of the East Asian nose. In: Daniel R (ed) Aesthetic rhinoplasty. CV Mosby, St. Louis

Goin MK (1977) Psychological understanding and management of rhinoplasty patients. Clin Plast Surg 43:3

Goldman I (1967) Principles in rhinoplasty. Minn Med 50:833

Mang WL (1987) Aktuelle Bemerkungen zur funktionell-ästhetischen Rhinochirurgie. HNO 35:274–278

Mang WL (1993) Fehler und Gefahren bei ästhetischen Nasenkorrekturen. In: Neumann HJ (Hrsg) Ästhetische und plastisch-rekonstruktive Gesichtschirurgie. Einhorn-Presse Verlag, Reinbek, S 109–118

Höcker- / Langnase, Korrektur, äußerer Verband, postoperative Maßnahmen

W.L. Mang

Ziel
Stabilisierung des OP-Ergebnisses.

Problem
Vorübergehende extreme Mobilität der knöchernen und knorpeligen Nase.

Lösung und Alternativen

Zunächst wird die Haut des Mittelgesichts mit einer Waschbenzinkompresse gesäubert und trocken getupft.

Vorgeschnittene Steristrips klebt der Operateur nun dachziegelförmig auf den Nasenrücken auf. Er beginnt unmittelbar hinter der Nasenspitze im Supratip-Bereich und setzt die Klebung überlappend bis zur Radix nasi fort. Um die nach kranial rotierte Nasenspitze in ihrer Position zu halten, wird zum Schluss zügelförmig um sie herum gezogen. Dieser Frontzügel bewirkt gleichzeitig eine Kompression des Spitzen- und Supratip-Bereichs. Vor allem hier dürfen keine Blutergüsse auftreten, um Schwellungen, Verwachsungen und schließlich dem Bild einer „Papageiennase" vorzubeugen.

Nun erfolgt das Zuschneiden des Nasengipses. Wir verwenden keine Fertigschienen, da der Gipsverband den individuellsten und damit besten Schutz bietet. Nach seiner Wässerung kann er individuell an die Nase anmodelliert werden. Zusätzlich wird eine aus thermoplastischem Material bestehende Kunststoffpelotte nach ihrer Erhitzung im Wasserbad aufgebracht und mit einer Eiskompresse anmodelliert und abgekühlt.

Zum Schluss werden Gips und Pelotte mit hautfreundlichen Pflasterzügen an Wangen und Stirn fixiert.

Die intraoperativ begonnene intravenöse Antibiose wird für 5 Tage oral fortgesetzt. Für 8 Tage nach der Operation gilt absolute Ruhe im Kopfbereich: nicht fest kauen, nicht lachen, nicht grimmassieren. Schlafen auf dem Rücken mit erhöhtem Oberkörper. Nach 24 Stunden wird die Tamponade

◘ Abb. 1

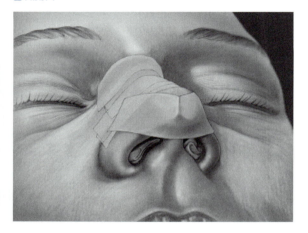

◘ Abb. 2

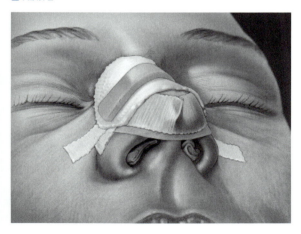

entfernt, die Nase vorsichtig abgesaugt, eventuell vorhandene Krusten werden entfernt. Die Nase wird von nun an dreimal täglich mit Nasensalbe gepflegt und zweimal täglich von Wundsekret und Krusten befreit.

Nach 6–8 Tagen wechselt der Operateur den Nasengips. Dabei wird dem Patienten erklärt, wie er für weitere 4 Wochen abends einen dachziegelartigen Pflasterverband auf dem Nasenrücken anbringt. Dabei ist die richtige Positionierung des ersten Streifens im Supratip-Bereich besonders wichtig.

Den zweiten Gips nimmt sich der Patient nach weiteren 6–8 Tagen zu Hause selbst von der Nase ab. Erst nach einem halben Jahr ist die Nase völlig verheilt.

Eventuell nötige Nachkorrekturen sollten nicht vor Ablauf eines Jahres erfolgen.

Frühe Komplikationen, wie starke Schwellungen, Hämatome, Epistaxis und Infektionen, sind bei durch einen erfahrenen Operateur ausgeführten Rhinoplastiken selten. Die häufigste Spätkomplikation ist die Unzufriedenheit des Patienten, weitere sind das Absinken der Spitze durch Verlust des tip supports, das Wiederkehren der Deformierung (z. B. Schiefnase) sowie die Herausbildung neuer Deformierungen meist durch narbige Strikturen.

Weiterführende Tipps

> Hals- / Wangen-Lifting, Verband und postoperative Nachsorge

Literatur

AndersonJ (1960) On the selection of patients for shinoplasty. Otolaryngol Clin North. Am 8:685

Anderson JR (1988) The future of open rhinoiplasty. Fac Plast Surg 5:189

Aufricht G (1958) A few hints and surgical details in rhinoplasty. Laryngoscope 53:317

Beekhuis GJ (1975) Surgical correction of saddle nose deformity. Trans Am Acad Ophthalmol Otolaryngol 80:596

Bernstein LA (1975) Basic technice for surgery of the nasal lobule. Otolaryngol Clin North Am 8:599

Höcker- / Langnase, Korrektur, OP-Vorbereitung, Schnittführung, Decollement

W.L. Mang

Ziel
Schaffung exakter Bedingungen zur Darstellung der anatomischen und funktionellen Einheiten der Nase.

Problem
Um das Zusammenspiel von Anatomie, Funktion und Ästhetik der Nase in Einklang zu halten, ist die Schaffung der idealen Voraussetzungen unabdingbar.

Lösung und Alternativen

Es werden 10–20 ml Xylocain 0,5 % cum Adrenalin 1 : 200000 plus NaCl 0,9 % im Verhältnis 1 : 1 wie folgt infiltriert: Zunächst setzt man ein Depot in die Pars membranacea septi nasi und löst so die Schleimhaut von der Vorderkante des knorpligen Septums ab; dies geschieht fächerförmig von der Spina nasalis anterior. Von hier aus wird auch der Boden des Vestibulum nasi infiltriert, bis zum Cartilago alaris.

Zwischen seinem Crus laterale und dem Cartilago nasi lateralis geht man nun mit der Kanüle hindurch, um die Haut über dem knöchernen und knorpligen Nasenrücken bis über die Sutura frontonasalis hinaus abzulösen. Dies geschieht von beiden Seiten. Zum Schluss wird ein Depot vor die Apertura piriformis bds. gesetzt.

Nun hat man gute Voraussetzungen für die spätere Präparation geschaffen. Es schließt sich die Einlage von sterilen, privingetränkten Spitztupfern zur Abschwellung der Nasenschleimhaut an.

Nach 10 Minuten erfolgt die Entnahme der Spitztupfer, die Absaugung des OP-Situs sowie die Planung der bevorstehenden OP-Schritte.

Sämtliche Härchen im Vestibulum nasi werden mit der Cadwickschere entfernt. Dadurch vermeidet man spätere Infektionen und verschafft sich gleichzeitig einen guten Überblick im Naseneingangsbereich.

Für den Transfixionsschnitt wird die Columellaklemme exakt auf die Höhe der späteren Schnittführung eingesetzt und durch den Schraubmechanismus fixiert. Nun erfolgt der Transfixionsschnitt mit der 15er Klinge, beginnend an der Spina nasalis anterior nach kranial entlang der Septumvorderkante. Diese durchgreifende Inzision endet an der Septumoberkante.

Die Columellaklemme wird entfent und der Transfixionsschnitt nach lateral zum intrakartilaginären Schnitt erweitert. Der Cartilago alaris wird durchtrennt, ohne die darüber liegende Haut zu verletzen.

Je ausgeprägter die Nasenverkürzung sein soll, um so weiter dorsal müssen Transfixions- und intrakartilaginärer Schnitt erfolgen. Variabel kann ein Vestibulumrandschnitt, interkartilaginärer Schnitt oder eine Kombination von zwei Schnittführungen hilfreich sein.

Es folgen nun die Mobilisierung der Schnittführung sowie das Ablösen der Nasenrückenhaut von Knorpeln und Knochen bis über die Sutura frontonasalis hinaus. Dabei dienen Daumen und Zeigefinger der linken Hand des Operateurs, aufgelegt auf den Nasenrücken, als Führungsschiene, während er mit der Wullsteinschere die Haut mit schonenden, spreizenden Bewegungen ablöst. Dabei hat die Scherenspitze immer Kontakt zum darunter liegenden Knorpel bzw. Knochen. Die Grenze der Abpräparation zum Angulus oculi medialis sollte etwa 1,5 cm betragen. Das Decollement erfolgt sowohl vom rechten als auch vom linken intrakartilaginären Schnitt aus. Es muss darauf geachtet werden, dass alle Briden gelöst und entfernt werden. So erreicht man eine vollständige Mobilisation des knöchernen und knorpeligen Nasengerüsts bis zur Glabella.

Es schließt sich die Abschiebung des Periosts der Ossa nasalia mit dem scharfen, an seiner stumpfen Spitze gebogenen, Rasparatorium an. Auch hier dienen Daumen und Zeigefinger der linken Hand als Führungsschiene.

Der offene Zugang zur Nasenspitze stellt eine wesentlich aggressivere Form der Eversionstechnik dar und sollte deshalb bestimmten Indikationen vorbehalten bleiben, wie z. B. schwer über- oder unterprojizierten sowie asymmetrischen Nasenspitzen.

Abb. 1

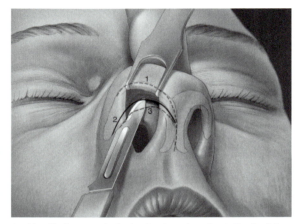

1 = Vestibulumrandschnitt; 2 = Intrakartilaginäre Inzision;
3 = Interkartilaginäre Inzision

Abb. 2

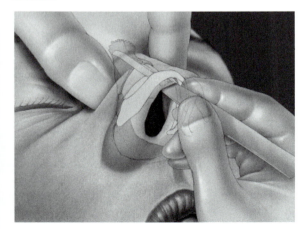

Weiterführende Tipps

> Höcker- / Langnase, Spitzenmodellierung

Literatur

Millard DR (1976) Secondary rhinoplasty surgery. Symposium on corrective rhinoplasty. CV Mosby, St. Louis

Orttiz-Monasterio F (1972) Rhinoplasty in the thick skin nose. Abstract book first in the National Congress ISAPS, Rio de Janeiro, p 14

Schwab W (1994) Atlas der Kopf-Hals-Chirurgie. Kohlhammer, Stuttgart

Skoog T (1966) A method of hump reduction in rhinoplasty. Arch Otolaryngol 83:283

Höcker- / Langnase, Korrektur, präoperative Diagnostik, Fragestellungen

W.L. Mang

Ziel
Schaffung einer funktionell-ästhetischen Einheit in Harmonie zu den Proportionen des Gesichts.

Problem
Rhinoplastiken sind die diffizilsten und am meisten kontrovers diskutierten Eingriffe des Gesichts. Um eine funktionell-ästhetische Einheit zu erzielen, benötigt der Operator ausreichende Kenntnisse über Anatomie und Funktion sowohl der äußeren als auch der inneren Nase.

Lösung und Alternativen

Um unrealistischen Erwartungen des Patienten vorzubeugen sollte eine zweizeitige Aufklärung des Patienten erfolgen. Die erste ausführliche Information über Ziel und Risiken des Eingriffs erfolgt am Tag der ersten ambulanten Vorstellung und wird schriftlich dokumentiert. Die nochmalige Aufklärung findet am Tag vor der Operation statt, ebenfalls mit schriftlicher Fixierung. Die Wünsche des Patienten müssen vom Operator exakt erfasst werden, unrealistische Vorstellungen verworfen werden.

Des Weiteren wird abgeklärt, ob eine rein kosmetische Nasenkorrektur erfolgen soll oder ob die Ursachen einer behinderten Nasenluftpassage mitbeseitigt werden müssen.

Vor jeder Nasenkorrektur sollten folgende Untersuchungen erfolgen:

- Anamnese von Nasenschleimhaut und -haut
- vordere und hintere Rhinoskopie
- Röntgen der Nase in 2 Ebenen

Abb. 1

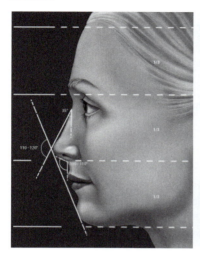

Abb. 2

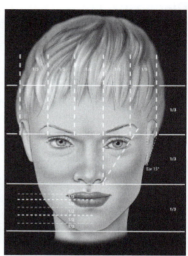

- Allergietest (falls nicht früher erfolgt)
- Geruchs- und Geschmacksprüfung
- Prüfung der Tubenbelüftung
- Befunderhebung der äußeren Nase in 3 Ebenen unter Beachtung der Gesichtsproportionen

Die standardisierte präoperative Fotodokumentation ist sowohl für das Arzt-Patientengespräch als auch aus forensischen Gründen unabdingbar.

Vor unrealistischen Erwartungen muss gewarnt und der Patient ausführlich über postoperative Verhaltensmaßnahmen informiert werden.

Weiterführende Tipps

> Diagnostik, präoperative

Literatur

Goldman I (1967) Principles in rhinoplasty. Minn Med 50:833

Mang WL (1987) Aktuelle Bemerkungen zur funktionell-ästhetischen Rhinochirurgie. HNO 35:274–278

Mang WL (1993) Fehler und Gefahren bei ästhetischen Nasenkorrekturen. In: Neumann HJ (ed) Ästhetische und plastisch-rekonstruktive Gesichtschirurgie: Einhorn-Presse Verlag, Reinbek, pp 109–118

Höcker- / Langnase, Nasenspitzenkorrektur nach der Eversionsmethode, Nasenverkürzung

W.L. Mang

Ziel
Erreichen eines guten ästhetischen Ergebnisses mit dem geringsten traumatisierenden Effekt.

Problem
Verkürzung, Verschmälerung und Rotation der Nasenspitze unter Beachtung der Nasenklappen und somit der funktionellen Einheit der Nasenspitze mit geringem Trauma aber maximalen Erfolg.

Lösung und Alternativen

Die Eversionsmethode reicht in den meisten Fällen zur Erzielung eines guten kosmetischen Ergebnisses aus. Sie hat den geringsten traumatisierenden Effekt.

Die Luxation des Flügelknorpels oder gar die offene Rhinoplastik sind bei primären Höcker- / Langnasen nur selten Mittel der ersten Wahl.

Der Assistent setzt den flachen kurzen Zweizinker mit der rechten Hand in den freien Rand des rechten Nasenflügels ein und zieht ihn nach kranial, während er mit dem langen Einzinker in der linken Hand den dorsalen Rand des Cartilago alaris nach ventral zieht.

Mit der Addson-Brown-Pinzette in der linken Hand fasst nun der Operateur den frei gewordenen Rand des Flügelknorpels und präpariert mit der spitzen, gebogenen Nasenschere die darüber liegende Schleimhaut ab. Dabei ist strikt darauf zu achten, dass Haut und Schleimhaut intakt bleiben, um spätere Stenosen zu vermeiden. Bei Intaktbleiben der Mucosa kann der dorsale Anteil des Cartilago alaris radikal bis zu seinem Ansatz am Cartila-

Höcker- / Langnase, Nasenspitzenkorrektur nach der Eversionsmethode

go septi reseziert werden ohne spätere Atemstörungen durch Klappenstenosen befürchten zu müssen.

Es schließt sich die Präparation des vorderen Anteils des Cartilago alaris an. Dazu luxiert der Operateur mit dem Mittelfinger der linken Hand den rechten Nasenflügel und präpariert mit der kleinen gebogenen Nasenschere die Haut am Dach des Vestibulum nasi vom Flügelknorpel ab. Durch vorsichtige spreizende Bewegungen erfolgt die vollständige und mucosaschonende Mobilisation des ventralen Anteils des Cartilago alaris.

Der Assistent kann jetzt den langen Einzinker in diesen frei präparierten Anteil des Flügelknorpels einsetzen und ihn sanft nach ventral ziehen. Der Operateur setzt ihn nun unter freier Sicht mit der gebogenen Nasenschere ab. Eine schmale vordere Knorpelspange von 3–4 mm bleibt dabei bestehen.

Durch diese Resektion erfolgt zum einen eine Verschmälerung des Nasenflügels und zum anderen eine Anhebung und Verkürzung der Nasenspitze.

Beim spiegelbildlichen Vorgehen auf der linken Seite ist darauf zu achten, dass die Größe und Form der resezierten Knorpelteile des Cartilago alaris bds. identisch sind, um eine Homogenität der Spitze zu erreichen.

Anfängern ist zu empfehlen, sich bei dem Ausmaß der Knorpelentfernung zurückzuhalten. Radikalere Resektionen sollten erst nach einiger Erfahrung vorgenommen werden.

Nur bei Intaktbleiben der Mucosa können Stenosen vermieden werden.

Nun wird erneut der kurze, flache Zweizinker in den freien Flügelrand eingesetzt und mit dem Mittelfinger der Flügel nach ventral luxiert. So können unter guter Sicht Bindegewebszüge sowie überschüssige Mucosa vom Nasendom mit der Cadwickschere entfernt werden. Je nach Dicke der Nasenrückenhaut muss mehr oder weniger ausgedünnt werden.

Zur weiteren Verkürzung der Langnase präpariert der Operateur nun das Mucoperichondrium von der Vorderkante des Cartilago septi bds. ‚beginnend an der Spina nasalis anterior nach kranial zum Nasendom, ab. Dazu benutzt er die 15er Klinge. Nun wird ein entsprechend großes Areal der Vorderkante des Cartilago septi mit der gleichen Klinge von der Spina bis zum Dom reseziert. Die Größe dieses Knorpelstreifens richtet sich natürlich nach der gewünschten Nasenverkürzung.

Es schließt sich die vorsichtige Resektion der abpräparierten und nun überschüssigen Mucosa an. Dabei ist darauf zu achten, dass ihre Kürzung nicht zu radikal geschieht, um Verziehungen im Nasenspitzenbereich

◘ Abb. 1

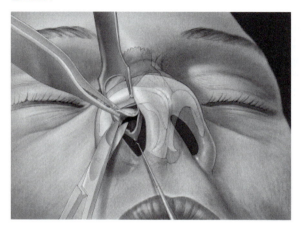

◘ Abb. 2

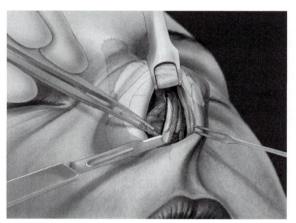

zu vermeiden. Maximal 2–3 mm werden spiegelbildlich vom ventralen Schnittrand des Transfixionsschnitts mit der 15er Klinge entfernt.

Man hat nun eine Nasenverkürzung, -verschmälerung sowie -rotation im Spitzenbereich erreicht. In beiden Bereichen der Nasenflügel stellt sich nun ein relativ großer, überschüssiger Mucosalappen dar, der später in Form des Mang'schen Dreiecks reseziert wird.

Falls eine Septumplastik erforderlich ist, wird sie jetzt ausgeführt. Dabei ist darauf zu achten, dass das obere Septumdrittel nicht mobilisiert wird, um Schwierigkeiten bei der späteren Höckerabtragung zu vermeiden.

Bei sehr breiter oder asymmetrischer Nasenspitze stellt die Luxationstechnik über interkartilaginäre und marginale Inzisionen den bevorzugten Zugangsweg dar. Durch transdomale Ligaturen können breite Dome sehr effizient verschmälert werden.

Weiterführende Tipps

> Höcker- / Langnase, Bildung und Resektion des Mang'schen Dreiecks, Feinkorrekturen

Literatur

McCollough EG, English JL (1985) E new twist in nasal tip surgery: an alternative to the Goldman tips for the wide or bulbous lobule. Arch Otolaryngol 111:524

McKinney P (1984) Teching model for rhinoplasty. Plast Reconstr Surg 74:846

Millard DR (1976) Secondary rhinoplasty surgery. Symposium on corrective rhinoplasty. CV Mosby, St. Louis

Orttiz-Monasterio F (1972) Rhinoplasty in the thick skin nose. Abstract book first in the National Congress ISAPS, Rio de Janeiro, p 14

Schwab W (1994) Atlas der Kopf-Hals-Chirurgie. Kohlhammer, Stuttgart

Höcker- / Langnase, Spitzenmodellierung

W.L. Mang

Ziel
Harmonisierung der Nasenspitze durch Feinkorrekturen an Knorpel und Weichteilen.

Problem
Schleimhautperforationen bzw. übermäßige Resektion führen zu Verziehungen der Nasenspitze. Zu gering ausgeprägte Resektionen führen nicht zum gewünschten ästhetischen Erfolg.

Lösung und Alternativen

Der Assistent setzt mit der rechten Hand den flachen Zweizinker in den freien Rand des Nasenflügels unter Zug nach kranial ein, während er mit der linken Hand den langen Zweizinker in die Columella unter Zug nach ventral einsetzt. So kann sich der Operateur die anatomischen Strukturen ausgezeichnet darstellen.

Mit der 15er Klinge wird das Mucoperichondrium von der neu entstandenen Septumvorderkante ohne Perforation abpräpariert. Falls notwendig kann ein kleiner Knorpelstreifen nachreseziert und somit eine kleine „Mulde" im Spitzenbereich geschaffen werden. Auf diese Weise lässt sich der Supratip-Bereich optimal formieren.

Wurden im Supratip-Bereich nicht alle Briden und Bindegewebsstrukturen vom Knorpel gelöst, kommt es später zu unästhetischen Ergebnissen, wie z. B. zum „Papageienschnabel".

Nun kann die überschüssige Schleimhaut, die durch Verkürzung und Verschmälerung der Nase entstanden ist, im Bereich der Septumvorderkante reseziert werden.

Sollte vom Patienten eine „Stupsnase" gewünscht sein, müssen entsprechend größere Anteile von knorpeligem und knöchernem Nasenrücken reseziert werden.

◘ Abb. 1

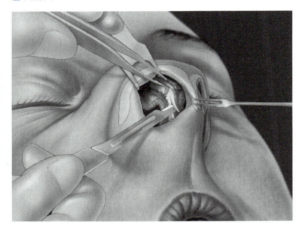

◘ Abb. 2

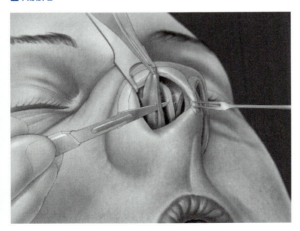

Der Trick der gesamten Spitzenkorrektur besteht im Intaktbleiben der Mucosa. Unter dieser Voraussetzung kann ein Großteil des Cartilago alaris ohne negative Auswirkungen auf die Nasenliftpassage entfernt werden.

Nun werden sämtliche Knorpelkanten inclusive der Septumvorderkante nochmals ausgetrimmt. Man schnitzt sich die Kanten mit der 15er Klinge zurecht. Überschüssiges Bindegewebe wird je nach Ausmaß der gewünschten Nasenausdünnung entfernt.

Bei präoperativ bestandener asymmetrischer Nasenspitze können Onlay-Transplantate aus reseziertem Flügelknorpel oder Septumknorpel geformt und implantiert werden. Sie haben eine statische und somit stützende Funktion, Unregelmäßigkeiten können ausgeglichen bzw. die Projektion der Nasenspitze optimiert werden.

Weiterführende Tipps

> Höcker- / Langnase, Bildung und Resektion des Mang'schen Dreiecks, Feinkorrekturen

Literatur

McCollough EG, English JL (1985) E new twist in nasal tip surgery: an alternative to the Goldman tips for the wide or bulbous lobule. Arch Otolaryngol 111:524

McKinney P (1984) Teching model for rhinoplasty. Plast Reconstr Surg 74:846

Millard DR (1976) Secondary rhinoplasty surgery. Symposium on corrective rhinoplasty. CV Mosby, St. Louis

Orttiz-Monasterio F (1972) Rhinoplasty in the thick skin nose. Abstract book first in the National Congress ISAPS, Rio de Janeiro, p 14

Schwab W (1994) Atlas der Kopf-Hals-Chirurgie. Kohlhammer, Stuttgart

Skoog T (1966) A method of hump reduction in rhinoplasty. Arch Otolaryngol 83:283

Infraglutäale Straffung

W.L. Mang

Ziel
Entfernung von überschüssigem Haut- / Unterhautgewebe im Bereich der Infraglutäalfalte mit Verbesserung der Gesäßkontur im unteren Anteil.

Problem
Die Gesäßform wird maßgeblich durch die Muskulatur und Fettschicht bestimmt. Des Weiteren bewirken vertikale Zugkräfte einen Überhang bzw. eine Stauung des Haut- / Fettmantels im Bereich der Infraglutäalfalte. Nur dieser Überschuss kann mittels einer infraglutäalen Straffung korrigiert werden, entsprechend müssen die Erwartungen der Patienten gelenkt werden. Eine Liposuktion im Gesäßbereich muss meist durch eine spätere infraglutäale Straffung ergänzt werden.

Lösung und Alternativen

Die exakte präoperative Festlegung des Resektionsareals und der Glutäalfalte erfolgt am stehenden Patienten, um eine genaue Lage der Narbe in der Glutäalfalte und damit einen unauffälligen Narbenverlauf zu erzielen. Mit Hilfe des Pinch-Tests in Höhe der Glutäalfalte können die proximalen und distalen Inzisionsgrenzen, die gleich lang sein sollten, bestimmt werden. Das Resektionsausmaß wird eher konservativ gewählt.

Der Patient wird in Bauchlage gelagert.

Um das Thromboembolie- und Infektionsrisiko zu senken, wird eine perioperative Thromboseprophylaxe und Antibiose eingeleitet. Wahlweise kann ein Dauerkatheter zur Urinableitung prä- oder unmittelbar postoperativ gelegt werden.

Zuerst wird das Resektionsareal mit je ca. 100 ml Tumeszenzlösung (auf 500 ml NaCl 0,9 % 1 mg Adrenalin 1 :1000) infiltriert. Es folgt die Keilexzision des Haut- / Fettgewebes im 70°-Winkel bis zur Glutäalfaszie. Dabei sollte der tiefste Punkt der Exzision (Keilspitze) auf Höhe der geplanten Glutäalfalte zu liegen kommen. Die Schnittränder entsprechen einem gleichschenkligen Dreieck. Der Gewebeblock wird schließlich in toto von der Glutäalfaszie reseziert.

◘ Abb. 1

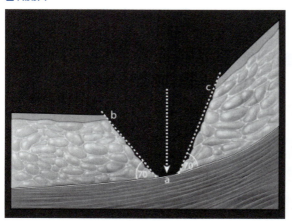

a tiefster Punkt auf der Glutäalfaszie, **b** kaudale Resektionslinie, **c** kraniale Resektionslinie

Nach sorgfältiger Blutstillung werden tiefe Fixationspunkte der Subkutanfaszie auf der Glutäalfaszie in Höhe der Infraglutäalfalte gesetzt (z. B. mit Monocryl 2×0 oder 3×0). Dann Einlage von je einer Redondrainage mit Ausleitung nach lateral und zweischichtiger Wundverschluss mit resorbierbarem Nahtmaterial.

Als postoperatives Management empfehlen wir einen Druckverband mit gerollten Kompressen, der nach zwei Tagen durch ein Kompressionsmieder ersetzt wird. Der Patient wird in Rückenlage in nur leichter Hüftbeugung gelagert, Sitzen sollte vermieden werden.

Die erste Mobilisation sowie Entfernung der Redondrainagen erfolgt nach 24 Stunden, ggf. stuhlregulierende Maßnahmen.

Um eine problemlose Wundheilung und Narbenbildung sowie ein gu-

Abb. 2

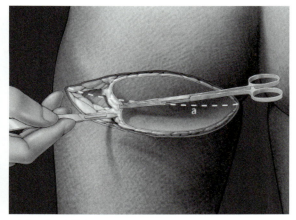

a **Infraglutäalfalte**

Abb. 3

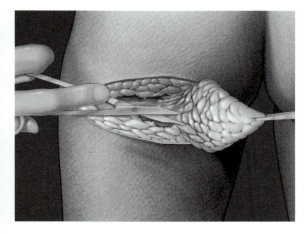

tes ästhetisches Ergebnis zu gewährleisten, wird der Patient bezüglich hygienischer Maßnahmen (Abduschen der Wundbereiche nach jedem Toilettengang, ggf. Sprühdesinfektion), spezieller Narbenpflege und Verhaltensmaßregeln (Tragen eines Mieders, Vermeiden von Sitzen für 4 Wochen) instruiert.

Weiterführende Tipps

▸ Dog-ears, einzeitige Korrektur; ▸ Gesäßfalte, neue, Definition; ▸ Liposuktion, Glutäalregion; ▸ Nahttechniken, kosmetische, Kombination von intradermal und intrakutan; ▸ Oberschenkelstraffung, Operationstechnik; ▸ Oberschenkelstraffung, präoperative Planung

Literatur

Goodio AS (1991) Skin retraction following suction lipectomy by treatment site: a study of 500 procedures in 458 selected subjects. Plast Reconstr Surg 87:66–75

Lewis JR Jr (1980) Body contouring. South Med J 73:1006–1011

Lockwood T (1993) Lower body lift with superficial fascial system suspension. Plast Reconstr Surg 92:1112–1122

Mang WL (1996) Ästhetische Chirurgie Bd I. Einhorn-Presse Verlag, Reinbek

Mang WL (1996) Ästhetische Chirurgie Bd II. Einhorn-Presse Verlag, Reinbek

Mang WL (2005) Manual of Aesthetic Surgery 2. Springer, Berlin Heidelberg New York

Kälteanwendung

W.L. Mang, M.S. Mackowski, I. Mertz

Ziel
Minimierung postoperativer Schmerz- und Schwellungszustände durch die richtige Anwendung von Kälte mit mäßiger Temperatur, flächiger Übertragung und kurzzeitigem Einsatz.

Problem
Die Kälteanwendung wird oft nicht sachgemäß durchgeführt. Zu tiefe Temperaturen und zu lange Kontaktzeiten zur Haut können die Wirksamkeit erheblich beeinträchtigen und gelegentlich zu ernsten Komplikationen mit Kälteschäden der Haut bis hin zu höhergradigen Erfrierungen führen.

Lösung und Alternativen

Die Kälteauflagen sollten eine Temperatur zwischen 0 und 8°C haben, da in diesem Temperaturbereich die Kälte physiologisch übertragen wird und Komplikationen vermieden werden. Hierzu können wenige Eiswürfel mit ausreichend Wasser in eine Tüte gegeben werden oder die Tüte wird nur mit Wasser gefüllt und im Kühlschrank auf die entsprechende Temperatur gebracht. Die Wasserfüllung bewirkt, dass die Kälte flächiger übertragen wird und somit eine gleichmäßigere Kühlung erfolgt. Es können auch fertige Cool-Packs verwendet werden, die jedoch zur Schonung der Haut nie direkt aufgetragen werden sollten. Außerdem können auch feuchte Kompressen oder Wattepads im Tiefkühlfach auf die entsprechende Temperatur gebracht werden und dann direkt auf die zu kühlenden Areale gegeben werden.

Die Anwendung sollte wiederkehrend für nur kurze Zeit erfolgen und der Patient für die Selbstbehandlung genau instruiert werden.

Eine zu starke Kühlung ist eher kontraproduktiv, da es zu einer kälteinduzierten Hyperämie kommen kann.

Weiterführende Tipps

> Schmerztherapie, postoperative; > Tumeszenzlokalanästhesie

Literatur

Siebert CH, Heinz B (2000) Tipps und Tricks für den Traumatologen. Springer, Berlin Heidelberg New York

Kapselfibrose, Prophylaxe

A. Becker

> **Ziel**
> Minimierung des Risikos der Entwicklung einer Kapselfibrose nach Einlage von Silikonimplantaten zur Brustvergrößerung.

> **Problem**
> Die Entstehung einer Kapselfibrose wird durch Kontamination des Implantatlagers mit Hautkeimen, vornehmlich *Staphylococcus epididermidis* (Ausbildung eines Biofilms), begünstigt.

Lösung und Alternativen

Eine klinisch relevante Kapselfibrose wird bei submuskulärer Lage des Implantats seltener beobachtet. Die Vermeidung einer intraoperativen Kontamination des Implantatlagers ist von größter Wichtigkeit. Dazu gehört primär die absolute Sterilität des Operationsgebiets (Hautdesinfektion und sterile Abdeckung).

Nach Präparation der Implantattasche mit exakter Blutstillung erfolgt eine erneute Hautdesinfektion der Brust sowie ein Handschuhwechsel des Operateurs. Das Implantat selbst sollte gemäß der „one-touch"-Technik behandelt werden. Kurz vor Einsetzen des Implantats wird die sterile Verpackung geöffnet, das Implantat wird nur vom Operateur berührt. Das Einbringen des Implantats wird zügig durchgeführt, ein Ablegen desselben auf der Haut oder der Abdeckung ist obsolet.

Als zusätzliche Infektionsprophylaxe wird eine perioperative Antibiose empfohlen.

Im Rahmen des postoperativen Managements muss eine sterile Behandlung der Wunden, insbesondere der Drainagenausleitungen, beachtet werden.

Weiterführende Tipps

❯ Mammaaugmentation, epipektorale Präparation; ❯ Mammaaugmentation, Infektion des Implantatlagers; ❯ Mammaaugmentation, Reaugmentation mit Logenwechsel; ❯ Mammaaugmentation, submuskuläre Präparation

Literatur

Grabb WC, Aston SJ, Smith JW (1997) Plastic Surgery. Lippincott Williams & Wilkins

Grotting JC (1995) Reoperative Aesthetic and Reconstructive Plastic Surgery. Quality Medical Publishing, St. Louis

Hakelius L, Ohlsen L (1997) Tendency to capsular contracture around smooth and textured gel-filled silicone mammary implants: a five year follow up. Plast Reconstr Surg 100:1566–1569

Keloidprophylaxe

W.L. Mang, M.S. Mackowski, I. Mertz

Ziel
Vermeidung postoperativer Keloide.

Problem
Es gibt keine verlässlichen Maßnahmen zur sicheren Verhinderung postoperativer Keloide.

Lösung und Alternativen

Am wirksamsten sind folgende Maßnahmen:

1. Verwendung von dünnem, atraumatischem Nahtmaterial
2. postoperative Bestrahlung der Narbenregion an vier aufeinander folgenden Tagen mit je 3 Gray
3. Unterspritzung der frischen Wundränder mit Triamcinolonacetonid-Kristallsuspension
4. wiederholte Injektion des Kortikoids in wöchentlichen Intervallen (2 bis 5 Wochen lang), dann monatliche Injektion bis zu 6 Monaten
5. begleitende Oberflächenbehandlung mit kortikoidhaltigen Salben / Creme-Derivaten
6. unterstützende Prophylaxe mit Silikonpflaster (z. B.EpiDerm®) / Silikongel (z. B.Dermatix®)

Cave: Das Kortikoidpräparat muss hoch verdünnt werden, z. B. 1 Ampulle Triamcinolon mit 4 ml NaCl, da es sonst bei häufiger Anwendung, wie sie meist erforderlich ist, zu Haut- und Weichteilatrophien kommen kann.

Keloidprophylaxe

Weiterführende Tipps

▶ Mammareduktionsplastik, narbensparende T-Technik; ▶ Oberschenkelstraffung, Operationstechnik; ▶ Otoplastik, Anthelixplastik, Wundverschluss

Liposuktion, Abdomen und Flanken

A. Becker

> **Ziel**
>
> Reduktion von Fettansammlungen am Ober- und Unterbauch, häufig unter Einbezug der Flanken- / Hüftregion zur Harmonisierung der Körperform.

> **Problem**
>
> Bei mangelnder Erfahrung des Operateurs oder Missachtung der anatomischen Besonderheiten kann am Oberbauch Wellenbildung entstehen, am Unterbauch besteht die Gefahr der Cutis laxa, im Flanken- / Hüftbereich muss auf Symmetrie geachtet werden.

Lösung und Alternativen

Ober- und Unterbauch werden zusammen mit Flanken bzw. Hüften als ästhetische Einheit betrachtet.

Präoperativ muss mittels Ultraschall (ggf. CT / MRT) eine Bauchwandhernie (v. a. umbilikal und im Bereich von Operationsnarben) ausgeschlossen bzw. ggf. vorher saniert werden. Außerdem muss bei der Indikationsstellung auf eine eventuelle muskuloaponeurotische Insuffizienz geachtet werden, da hier die Fettschicht nur wenige Zentimeter dick sein kann. Intraoperativ muss eine Vorwölbung durch Pressen vermieden werden.

Die Beurteilung der Hautqualität und des Hautturgors ist wegweisend für die Einschätzung der Hautretraktion, bei vorhandenen Hautüberschüssen muss der Patient über eine nach erfolgter Fettreduktion eventuell notwendige abdominelle Hautstraffung informiert sein.

Perioperativ wird standardmäßig eine Thrombose- und Infektionsprophylaxe eingeleitet.

Da sich bei Männern das Fett oft intraabdominal befindet, muss die Indikation zur Liposuktion durch einen Pinch-Test überprüft werden. Gut geeignet sind weibliche Fettgewebsansammlungen am Bauch und sogenannte „love-handles" im Hüftbereich.

Als Methode der Wahl bevorzugen wir auch hier die fächerförmige vibrationsassistierte Liposuktion in Tumeszenzlokalanästhesie und verschiedener Positionierung des Patienten (Beginn in Rückenlage, dann Seitenlagerungen, Bauchlage und zuletzt Kontrolle im Stehen).

Die Inzisionen werden wie folgt gewählt:

- 2 × im kaudalen Unterbauchbereich
- 2 × jeweils lateral abdominal für Unter- und Oberbauch
- jeweils 1 × seitlich am tiefsten Punkt der Flanken- / Hüftregion
- jeweils 1 × im mittigen dorsalen Bereich der Flanke
- ggf. am Nabel je 1 × bei 12.00 und 6.00 Uhr

Die Kanülenführung muss streng parallel zur Körperoberfläche unter ständiger manueller Kontrolle vorgenommen werden, vor allem sollte in kranialer Richtung der Gefahr der Perforation unterhalb des Rippenbogens Rechnung getragen werden.

Als anatomische Besonderheit befindet sich im Bereich des Unterbauchs eine durch eine Subkutanfaszie (Faszia scarpa) getrennte tiefe und oberflächliche Fettschicht, die Infiltration und Aspiration muss ausreichend tief beginnen und wird dann oberflächlicher modellierend fortgesetzt. Auch Übergänge zum Mons pubis bzw. kaudal der Unterbauchfalte werden bearbeitet.

Am Oberbauch findet sich nur eine Fettschicht, welche aber häufig fibröser ist, daher empfehlen wir gerade hier die vibrationsassistierte Liposuktion mit dünnen Kanülen (z. B. 3 mm) und eine nicht zu oberflächliche Saugung, da sonst Unregelmäßigkeiten und Wellenbildungen resultieren.

Auch periumbilikal ist das Fettgewebe eher fibrös aufgebaut. Da die Nabelregion meist schmerzempfindlicher ist, muss ausreichend Tumeszenzlösung periumbilikal infiltriert werden.

Eine sogenannte „Donut"-Deformität kann durch eine vorsichtige periumbilikale Saugung vermieden werden. Dazu können am kranialen und kaudalen Rand des Nabels kleine Inzisionen gesetzt werden, von dort kann mit einer 2 mm-Kanüle zirkulär um den Nabel modelliert werden.

Der Flanken- / Hüftbereich wird in jeweiliger Seitenlage in tangentialer fächerförmiger Ausführung behandelt. Zur Kontrolle und Nachmodellierung auf Symmetrie wird auch in Rücken- und Bauchlage des Patienten gearbeitet. Die Liposuktion der Taillenregion gelingt in überstreckter Seitenlagerung am besten.

Sollen auch angrenzende Bereiche am Rücken in den Eingriff miteinbezogen werden, empfiehlt sich bei dem oft fibrösen Fettgewebe eine vorsichtige Tunnelung und flächige Absaugung mit geringem Vakuum (maximal 0,4 at), um einen Straffungseffekt über die narbige Kontraktion zu erzielen. Vorsicht ist geboten bei infraskapulären Fettröllchen, da hier bei starker Fettelimination Hautüberhänge resultieren können.

Weiterführende Tipps

❯ Abdominoplastik, Indikationsstellung; ❯ Bauchdeckenplastik, modifizierte mit narbenfreier Nabelversetzung; ❯ Liposuktion, allgemeine Technik; ❯ Liposuktion, Indikationsstellung; ❯ Liposuktion, Nachsorge; ❯ Liposuktion, vibrationsassistierte; ❯ Tumeszenzlokalanästhesie

Literatur

Gupta SC, Khiabani KT, Stephenson LL et al. (2002) Effect of liposuction on skin perfusion. Plast Reconstr Surg 110:1748–1751

Hedén P (2003) Plastic Surgery and You. Silander & Fromholtz Förlags AB

Mang WL (1996) Ästhetische Chirurgie Bd I. Einhorn-Presse Verlag, Reinbek

Mang WL (1996) Ästhetische Chirurgie Bd II. Einhorn-Presse Verlag, Reinbek

Mang WL (2005) Manual of Aesthetic Surgery 2. Springer, Berlin Heidelberg New York

Sattler G, Sommer B, Hanke CW (2003) Lehrbuch der Liposuktion. Thieme, Stuttgart

Scuderi N, Paolini G, Grippaudo FR et al. (2000) Comparative evaluation of traditional ultrasonic and pneumatic assisted lipoplasty: analysis of local and systemic effects, efficacy and costs of these methods. Aesthetic Plast Surg 24:395–400

Liposuktion, allgemeine Technik

A. Becker, W.L. Mang

Ziel
Methode zur Entfernung störender diät- und sportresistenter Fettdepots im Sinne einer harmonischen Körperformung (Liposculpturing).

Problem
Konventionelle, traumatisierende Techniken führen oft zu vermehrten intra- und postoperativen Komplikationen sowie zu unbefriedigenden ästhetischen Resultaten.

Lösung und Alternativen

Als Standardverfahren verwenden wir die Supertumeszenzlokalanästhesie zur atraumatischen vibrationsassistierten Liposuktion. Dabei kommen möglichst kleinkalibrige Kanülen (2–4 mm) zur Anwendung.

In den Behandlungsplan sollte das Konzept der ästhetischen Einheiten eingebunden werden, sonst entstehen unphysiologische Proportionen.

Als Eintrittspforten werden kleine Stichinzisionen im Verlauf der RST-Linien der Haut, wenn möglich an versteckten Lokalisationen, gesetzt. Als Faustregel gilt: 3 Inzisionen pro Problemzone, wovon eine am tiefsten Punkt liegen sollte, um eine ausreichende Drainage zu gewährleisten (weniger Schwellung, Stauung, Infektion). Daher werden die Inzisionsstellen am Ende des Eingriffs auch nicht verschlossen, sondern nur mit Steristrips versorgt. Die Drainage kann am Ende der Operation durch manuelles Ausstreichen von Flüssigkeit nach distal unterstützt werden. Je nach Bedarf können aber auch weitere Inzisionen ergänzt werden.

Zum allgemeinen Standard gehören Desinfektion und Abdeckung nach Hygienerichtlinien sowie Verwendung von sterilen Handschuhen und Kitteln.

Liposuktion, allgemeine Technik

Abb. 1

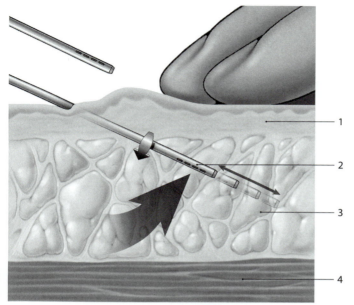

1 Dermis, 2 2,0–3,5 mm Kanüle, 3 Tumeszierte Fettschicht, 4 Muskulatur

Abb. 2

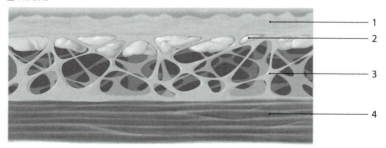

1 Dermis, 2 verbliebenes Fettgewebe, 3 Infrastrukturelles Stützgewebe,
4 Muskulatur

Abb. 3

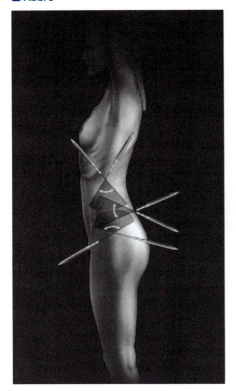

Des Weiteren muss ein suffizientes Management bei eventuellen Komplikationen, vor allem bei größeren Eingriffen, sichergestellt sein, wie Möglichkeit zur Überwachung, Notfallversorgung, ggf. Anästhesie-Stand-by.

Die präoperative Markierung der zu behandelnden Fettdepots in Form von Höhenlinien sowie von vorbestehenden Dellen und Unregelmäßigkeiten erfolgt am stehenden Patienten. Perioperativ wird eine Thrombose- und Infektionsprophylaxe eingeleitet.

Generell soll auf eine gleichmäßige mehrschichtige und fächerförmige Führung (cross-section) der Kanüle mit der Öffnung nach unten geachtet werden. Die Bewegungen erfolgen kontinuierlich und in ständig wechselnder Richtung unter steter manueller Kontrolle durch Gegenhalten mit der flachen Hand.

An gefährdeten Stellen, wie Oberschenkelinnenseiten und Oberarmen, muss zur Schonung der Lymphgefäße die Kanülenführung zur Körperlängsachse gerichtet sein.

Man beginnt in den tieferen Fettschichten (z. B. 4 mm Kanüle) und modelliert dann die oberflächlichen Zonen (z. B. 2–3 mm Kanüle) unter Belassen einer subkutanen Fettschicht von 1–1,5 cm, um Unregelmäßigkeiten und Durchblutungsstörungen zu verhindern. Eine Übersaugung / Skelettierung muss auch aus ästhetischen Gesichtspunkten unbedingt vermieden werden! Daher sollte bei zunehmender Beimengung von Tumeszenzlösung im Aspirat der Eingriff beendet werden und im Bereich von Knochenvorsprüngen vorsichtig gearbeitet werden. Generell sind Dellen schwieriger zu korrigieren als residuale Fettdepots.

Bei stärkeren Blutbeimengungen im Aspirat muss die Saugung sofort unterbrochen werden, um Gefäßverletzungen zu erkennen und Blutverluste zu vermeiden, ggf. Kompression des Areals. Größere Gefäßverletzungen sind bei der angegebenen Methode allerdings extrem selten.

Durch verschiedene Patientenpositionierungen, cross-section-Technik und verschiedene Eintrittspforten können alle Areale aus verschiedenen Richtungen erreicht werden, was ein ebenmäßiges Ergebnis zur Folge hat. Ziel ist die Modellierung harmonischer Körperkonturen mit fließenden Übergängen zu den unbehandelten Arealen.

Intraoperativ erfolgt eine wiederholte Kontrolle des Operationsstatus durch Pinch-Test und Palpation, abschließend wird das Ergebnis im Stehen betrachtet und ggf. nachkorrigiert.

Wir warnen vor Megaliposuktionen (die Obergrenze des Aspirates sollte bei 4 l liegen) und größeren Kombinationseingriffen, da sie häufig mit einer höheren Komplikationsrate vergesellschaftet sind.

Hingegen ist eine adjuvante Liposuktion, beispielsweise bei Abdominoplastik zur Modellierung der Flanken oder bei Mammareduktionsplastik zur Angleichung von lateralen Fettüberschüssen, eine gängige Methode und problemlos anwendbar.

Unmittelbar postoperativ wird Kompressionskleidung mit Vlieseinlagen angelegt, des Weiteren wird auf eine frühe Mobilisation des Patienten zur Unterstützung der Drainage der Tumeszenzlösung und als Thromboseprophylaxe geachtet.

Weiterführende Tipps

❯ Gynäkomastie, Liposuktion versus Resektion; ❯ Liposuktion, Abdomen und Flanken; ❯ Liposuktion, Glutäalregion; ❯ Liposuktion, Hals, Wangen, Nacken; ❯ Liposuktion, Indikationsstellung; ❯ Liposuktion, Nachsorge; ❯ Liposuktion, Oberarme, Schulter, Brust; ❯ Liposuktion, Oberschenkel, Knie; ❯ Liposuktion, Waden, Knöchel; ❯ Tumeszenzlokalanästhesie

Literatur

Gupta SC, Khiabani KT, Stephenson LL et al. (2002) Effect of liposuction on skin perfusion. Plast Reconstr Surg 110:1748–1751

Hedén P (2003) Plastic Surgery and You. Silander & Fromholtz Förlags AB

Mang WL (1996) Ästhetische Chirurgie Bd I. Einhorn-Presse Verlag, Reinbek

Mang WL (1996) Ästhetische Chirurgie Bd II. Einhorn-Presse Verlag, Reinbek

Mang WL (2005) Manual of Aesthetic Surgery 2. Springer, Berlin Heidelberg New York

Sattler G, Sommer B, Hanke CW (2003) Lehrbuch der Liposuktion. Thieme, Stuttgart

Scuderi N, Paolini G, Grippaudo FR et al. (2000) Comparative evaluation of traditional ultrasonic and pneumatic assisted lipoplasty: analysis of local and systemic effects, efficacy and costs of these methods. Aesthetic Plast Surg 24:395–400

Liposuktion, Glutäalregion

A. Becker

Ziel
Reduktion einer vermehrten Fettgewebsschicht im Gesäßbereich mit Harmonisierung der Gesäß- / Hüftregion, ggf. unter Einbeziehung des lateralen Oberschenkels.

Problem
Bei mangelnder Erfahrung des Operateurs und falscher Indikationsstellung können Cutis laxa, Pseudoreithosen-Deformität und bei Übersaugung Dellen und Disproportionierung durch eine flache Gesäßform resultieren.

Lösung und Alternativen

Vor einer Liposuktion des Gesäßes ist eine Betrachtung des Gesamtbilds unter Beachtung der physiologischen Rundungen von essenzieller Bedeutung. Oft ist eine Absaugung der lateralen Oberschenkelregion, der Hüften und des infraglutäalen Bereichs (bananenförmiges Areal) sinnvoller. In vielen Fällen empfiehlt sich auch eine Beschränkung des Eingriffs auf den lateralen kaudalen Gesäßbereich in Verbindung mit einer oberflächlich infraglutäalen Absaugung (Betonung der Glutäalfalte).

Inzisionsstellen:

- je 1 × lateral und medial in der Glutäalfalte
- je 1 × kranial lateral und medial im Gesäßbereich

Gerade im Gesäßbereich darf nicht zuviel Fett entnommen werden, da es sonst zu einem Herabhängen der Haut, Dellenbildungen und einer unphysiologischen Abflachung der Gesäßkontur kommt.

Im Bereich der infraglutäalen horizontalen Falte muss auf den Erhalt der Suspensionsligamente geachtet werden, daher oberflächliche vorsichtige Absaugung in vertikaler Richtung. Bei stärkerer Fettreduktion und horizontaler Kanülenführung im bananenförmigen Areal kann eine doppelte Gesäßfalte entstehen. In diesen Fällen ist eine korrektive Gesäßstraffung oder Rekonstruktion einer Gesäßfalte in zweiter Sitzung (frühestens nach 6 Monaten) indiziert.

Generell sollte im gesamten Bereich des Gesäßes und des dorsalen Oberschenkels, der oft mitbehandelt wird, eine streng vertikale Absaugrichtung eingehalten werden. Auch hier gilt wieder die Grundregel der parallel zur Körperoberfläche gerichteten Liposuktionstechnik, um die Läsion tiefer liegender Strukturen (z. B. N. ischiadicus) zu umgehen.

Weiterführende Tipps

❯ Gesäßfalte, neue, Definition; ❯ Infraglutäale Straffung; ❯ Liposuktion, allgemeine Technik; ❯ Liposuktion, Indikationsstellung; ❯ Liposuktion, Nachsorge; ❯ Liposuktion, vibrationsassistierte; ❯ Tumeszenzlokalanästhesie

Literatur

Hedén P (2003) Plastic Surgery and You. Silander & Fromholtz Förlags AB

Mang WL (1996) Ästhetische Chirurgie Bd I. Einhorn-Presse Verlag, Reinbek

Mang WL (1996) Ästhetische Chirurgie Bd II. Einhorn-Presse Verlag, Reinbek

Mang WL (2005) Manual of Aesthetic Surgery 2. Springer, Berlin Heidelberg New York

Sattler G, Sommer B, Hanke CW (2003) Lehrbuch der Liposuktion. Thieme, Stuttgart

Scuderi N, Paolini G, Grippaudo FR et al. (2000) Comparative evaluation of traditional ultrasonic and pneumatic assisted lipoplasty: analysis of local and systemic effects, efficacy and costs of these methods. Aesthetic Plast Surg 24:395–400

Liposuktion, Hals, Wangen, Nacken

W.L. Mang, A. Becker

Ziel
Modellierung der Hals-/Wangenregion mit dem zusätzlichen Effekt der konsekutiven Hautstraffung, Entfernung vor allem submentaler und kaudalbuccaler Fettpolster, Entfernung eines oft fibrösen kaudal-nuchalen Fettdepots.

Problem
Bei mangelnder Erfahrung und Technik des Operateurs sowie Missachtung der anatomischen Besonderheiten dieser Region besteht die Gefahr der Verletzung anatomischer Strukturen. Infolge falscher Indikationsstellung kann der unerwünschte Befund der postoperativen Cutis laxa resultieren.

Lösung und Alternativen

Die Indikationen zur Liposuktion im Hals-/Wangenbereich sind Fettansammlungen im lateralen kaudalen Wangenbereich (Hamsterbäckchen, Hängewangen), submental (Doppelkinn) und als Vorbereitung bzw. Kombination mit einem Facelift.

Die postoperative liposuktionsbedingte dreidimensionale narbige Kontraktion des Bindegewebes bewirkt auch per se schon einen gewissen Straffungseffekt der Haut.

Bei einem Doppelkinn kann präoperativ das Ausmaß der prä- und subplatysmalen Fettansammlung sonographisch bestimmt werden. In letzterem Fall ist die chirurgische Exzision die Therapie der Wahl.

Bei submentaler Hauterschlaffung muss alternativ eine submentale Straffungsoperation in Erwägung gezogen werden.

Das Vorliegen einer Retrognathie des Unterkiefers kann den Eindruck eines Doppelkinns simulieren. Hier sollte ggf. über eine Kinnplastik nachgedacht werden.

Es werden circa 300 ml Tumeszenzlösung vom unteren Jochbeinrand bis in Höhe des Schildknorpels infiltriert, die Einwirkzeit sollte mindestens 30 Minuten betragen. Der Kopf wird in leichter Reklination gelagert. Bei zu tiefer und ausgiebiger paralaryngealer Tumeszenzinfiltration besteht die Gefahr eines Larynxödems oder einer Paralyse der Larynxnerven.

Zwei Inzisionen werden submental und je eine prälobulär gesetzt. Die Einstichstellen werden später vernäht, um eine auffällige Narbenbildung zu verhindern.

Die Liposuktion im Hals- / Wangenbereich verläuft streng parallel supraplatysmal unter kontinuierlicher manueller Kontrolle, um Gefäß- und Nervenverletzungen zu vermeiden. Insbesondere muss auf den N. mentalis, den R. marginalis mandibulae des N. facialis und die A. facialis geachtet werden. Im Gesicht sollte die Ausrichtung entlang den RST-Linien der Haut verlaufen.

Es werden kurze, teilweise gebogene, 2 mm-Kanülen oder spezielle Mikrokanülen verwendet, die Saugung wird in konventioneller manueller Technik durchgeführt.

Die Tunnelierung sollte nicht über die Nasolabialfalte hinausgehen.

Eine zu weit kaudal des Schildknorpels gerichtete Saugung kann die Schilddrüse verletzen.

Zur Kompression werden ein Tapeverband sowie eine elastische Wicklung angelegt, es gibt auch spezielle Kompressionsbandagen oder -masken.

Im kaudalen Nackenbereich finden sich häufig isolierte fibröse Fettpolster, die für eine vibrationsassistierte Liposuktion in Tumeszenzlokalanästhesie gut zugänglich sind. Inzisionen: 1 × mittig kranial und 2 × kaudal lateral.

Weiterführende Tipps

▶ Liposuktion, allgemeine Technik; ▶ Liposuktion, Indikationsstellung; ▶ Liposuktion, Nachsorge; ▶ Liposuktion, vibrationsassistierte; ▶ Tumeszenzlokalanästhesie

Literatur

Gupta SC, Khiabani KT, Stephenson LL et al. (2002) Effect of liposuction on skin perfusion. Plast Reconstr Surg 110:1748–1751

Hedén P (2003) Plastic Surgery and You. Silander & Fromholtz Förlags AB

Mang WL (1996) Ästhetische Chirurgie Bd I. Einhorn-Presse Verlag, Reinbek

Mang WL (1996) Ästhetische Chirurgie Bd II. Einhorn-Presse Verlag, Reinbek

Mang WL (2002) Manual of Aesthetic Surgery 1. Springer, Berlin Heidelberg New York

Mang WL (2005) Manual of Aesthetic Surgery 2. Springer, Berlin Heidelberg New York

Sattler G, Sommer B, Hanke CW (2003) Lehrbuch der Liposuktion. Thieme, Stuttgart

Liposuktion, Indikationsstellung

A. Becker, W.L. Mang

> **Ziel**
> Methode zur Entfernung störender diät- und sportresistenter Fettdepots im Sinne einer harmonischen Körperformung (Liposculpturing).

> **Problem**
> Voraussetzungen für eine komplikationslose Durchführung des Eingriffs mit bestmöglichem kosmetischem Ergebnis sind eine korrekte Indikationsstellung und geeignete Patientenauswahl. Außerdem muss erkannt werden, ob bei dem Patienten eine realistische Erwartungshaltung vorliegt.

Lösung und Alternativen

Eine Liposuktion ist kein Verfahren zur allgemeinen Gewichtsreduktion, ein Bodymass-Index > 30 gilt als Kontraindikation. Ideal sind normalgewichtige Patienten mit umschriebenen, diätresistenten Fettpolstern und gutem Hauttonus.

Im Rahmen einer ausführlichen präoperativen Anamneseerhebung und Diagnostik müssen eventuelle Risikofaktoren und absolute sowie relative Kontraindikationen hinsichtlich des operativen Eingriffs selbst sowie des Anästhesieverfahrens (z. B. Tumeszenzlokalanästhesie) eruiert werden. Ausschlusskriterien sind Einstufungen in ASA > 1, schwerwiegende Persönlichkeitsstörungen, akute oder systemische Infekte, Neigung zu Wundheilungsstörungen, Schwangerschaft und Stillzeit, Blutgerinnungsstörungen sowie bekannte Allergien gegen die Tumeszenzlösung bei geplanter Tumeszenzlokalanästhesie. Neben der routinemäßigen präoperativen Labordiagnostik empfehlen wir die Bestimmung der APC-Resistenz bezüglich Thromboseneigung und des Glucose-6-Phosphat-Dehydrogenasespiegels bei Verwendung von Prilocain in der Tumeszenzbetäubung, vor allem bei Südeuropäern und Dunkelhäutigen.

Außerdem sollte der Patient instruiert werden, 4 Wochen vor dem geplanten Eingriff die Therapie mit Antikoagulantien, Hormonen und Medikamenten mit Gefahr der Interaktion mit der Tumeszenzlösung abzusetzen und eventuellen Nikotingenuss einzustellen.

Zur speziellen präoperativen Diagnostik gehört bei abdominellen Absaugungen der Ausschluss einer Bauchwandhernierung und bei geplanten Eingriffen an den unteren Extremitäten die Abklärung einer Varikosis, die vorher saniert werden müssen.

Des Weiteren beinhaltet die präoperative Beratung die genaue Befragung des Patienten hinsichtlich seiner Vorstellungen und dementsprechend die Aufzeigung der operativen Möglichkeiten mit Erstellung eines Behandlungsplans.

Die richtige Indikationsstellung zur Liposuktion aus ästhetischen Gründen:

1. Blicktest: Beschaffenheit, Oberfläche, Fältelungen der Haut
2. Palpationstest: Hautturgor, Gewebekonsistenz
3. Pinch-Test: Anteil an subkutanem Fettgewebe, Retraktionsgeschwindigkeit der Haut
4. Lifttest: Schwere und Überschuss des Hautmantels
5. Kompressionstest: Unebenheiten des Haut- / Weichteilmantels

Es folgt die Erhebung des Lokalbefunds mit Erfassung der Lokalisation und Ausprägung der Fettansammlungen sowie vorbestehender Dellen, Asymmetrien und Narben.

Abhängig von den einzuschätzenden Infiltrat- und Aspiratmengen muss der Eingriff ggf. in mehreren Sitzungen geplant werden (nicht mehr als 6–7 l Tumeszenzlösung, nicht mehr als 3–4 l Aspirat).

Bei Abweichungen vom „Idealpatienten" kann bei adipösen Patienten (BMI < 30) die Reduktion der mechanisch störenden Fettpolster vereinbart werden, bei vorauszusehendem postoperativem Hautüberschuss muss über entsprechend notwendige zweizeitige Straffungsoperationen aufgeklärt werden. Zu beachten ist auch ein häufig zu erwartender erhöhter Bedarf an

Liposuktion, Indikationsstellung

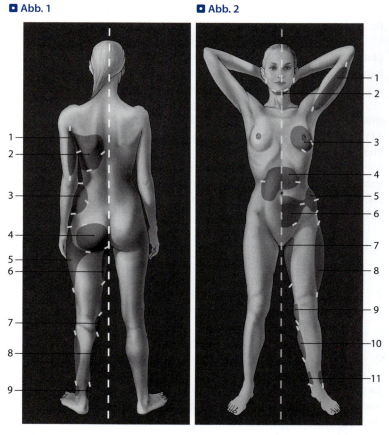

Abb. 1
1 Axilla, Oberarm, 2 Schulter, Rücken, 3 Hüfte, 4 Po, 5 Oberschenkel außen, 6 Oberschenkel innen, 7 Knie, 8 Waden, 9 Fesseln

Abb. 2
1 Oberarme, 2 Submentale Region, 3 Brust, 4 Oberbauch, 5 Hüfte, 6 Unterbauch, 7 Oberschenkel innen, 8 Oberschenkel außen, 9 Knie, 10 Waden, 11 Fesseln

Tumeszenzlösung bei Zustand nach Gewichtsabnahme und bestehenden Restpolstern sowie weichem Bindegewebe.

Ergänzend sind noch einige medizinische Indikationen zur Liposuktion zu nennen, wie die axilläre Hyperhidrose (Kombination mit Cürretage), Morbus Dercum (Adipositas dolorosa), Madelung'sche Deformität, Lipodystrophiesyndrome sowie das Lipo-Lymphödem, das bei strenger Indikationsstellung in die Hand eines erfahrenen Operateurs gehört.

Weiterführende Tipps

❯ Gynäkomastie, Liposuktion versus Resektion; ❯ Liposuktion, Abdomen und Flanken; ❯ Liposuktion, allgemeine Technik; ❯ Liposuktion, Glutäalregion; ❯ Liposuktion, Hals, Wangen, Nacken; ❯ Liposuktion, Nachsorge; ❯ Liposuktion, Oberarme, Schulter, Brust; ❯ Liposuktion, Oberschenkel, Knie; ❯ Liposuktion, vibrationsassistierte; ❯ Liposuktion, Waden, Knöchel; ❯ Tumeszenzlokalanästhesie

Literatur

Gupta SC, Khiabani KT, Stephenson LL et al. (2002) Effect of liposuction on skin perfusion. Plast Reconstr Surg 110:1748–1751

Hedén P (2003) Plastic Surgery and You. Silander & Fromholtz Förlags AB

Mang WL (1996) Ästhetische Chirurgie Bd I. Einhorn-Presse Verlag, Reinbek

Mang WL (1996) Ästhetische Chirurgie Bd II. Einhorn-Presse Verlag, Reinbek

Mang WL (2005) Manual of Aesthetic Surgery 2. Springer, Berlin Heidelberg New York

Sattler G, Sommer B, Hanke CW (2003) Lehrbuch der Liposuktion. Thieme, Stuttgart

Scuderi N, Paolini G, Grippaudo FR et al. (2000) Comparative evaluation of traditional ultrasonic and pneumatic assisted lipoplasty: analysis of local and systemic effects, efficacy and costs of these methods. Aesthetic Plast Surg 24:395–400

Liposuktion, Nachsorge

A. Becker

Ziel
Vermeidung postoperativer medizinischer und ästhetischer Komplikationen durch standardisiertes Management.

Problem
Mangelndes postoperatives Management und inkonsequente Nachsorge bergen das Risiko postoperativer medizinischer Komplikationen mit Gefahr für den Patienten und Beeinträchtigung des kosmetischen Ergebnisses.

Lösung und Alternativen

Patienten mit größeren Eingriffen mit Tumeszenzinfiltrationen über 4 l und Aspiratmengen über 1,5 l sollten stationär überwacht werden. In der postoperativen Phase sollte der Patient 2–3 l Flüssigkeit zu sich nehmen, bei Prilocain-Zusatz in der Tumeszenzlösung hat sich die unmittelbare postoperative orale Gabe von 1 g Vitamin C (Unterstützung des Reduktionsprozesses von Methämoglobin) bewährt.

Auf eine frühe und konsequente Mobilisation sollte geachtet werden (Faustregel: 1 Stunde liegen, ½ Stunde gehen). Längeres Sitzen sollte vermieden werden.

Die einen Tag vor der Operation begonnene Thromboseprophylaxe (z. B. Monoembolex 0,5 ml s.c.) und Antibiotikagabe (z. B. Ciprobay 250 mg 2 × tägl. oral) wird für 5 resp. 10 Tage fortgesetzt.

In den ersten 2–3 Tagen tritt Tumeszenzflüssigkeit über die offenen Inzisionsstellen aus, in dieser Zeit werden Vlieseinlagen ins Mieder gelegt. Am Operationstag kann die Drainage durch Gabe von 20 mg Furosemid unterstützt werden.

Ab dem ersten postoperativen Tag werden die Inzisionsstellen zusätzlich durch sterile Pflaster geschützt.

Wichtig ist das konsequente Tragen von gut sitzender Kompressionskleidung für 4 Wochen Tag und Nacht, anschließend für 2 Wochen nur tagsüber (Einschnürungen vermeiden!).

Nach 5–7 Tagen können die Pflaster und Steristrips von den Inzisionsstellen entfernt werden, dann folgt tägliches Duschen und Pflege der Narben 2 × tägl. mit Bepanthen-Salbe.

Nach 10 Tagen empfiehlt sich 2 × täglich die sanfte Massage der Hautareale mit einer Bodylotion, nach 4 Wochen mit einem hautstraffenden Cellulite-Gel, ggf. professionelle Lymphdrainage ab dem 3. postoperativen Tag.

Sauna oder direkte Sonnenbestrahlung der behandelten Areale sollte für 3–4 Monate vermieden werden, des Weiteren Karenz von Sport und körperlichen Anstrengungen für 4 Wochen.

Der Patient sollte über die postoperative Entwicklung und die entsprechenden Verhaltensmaßregeln genau informiert werden.

Eine Zunahme der Schwellung (postoperatives Ödem) tritt häufig nach 3–5 Tagen auf und klingt nach wenigen Wochen ab. Auch sind durch Lymphstau bedingte kleine lokale Verhärtungen in den ersten Wochen normal.

Durch Irritation kleinerer Nervenäste sind auch Parästhesien oder Taubheitsgefühle, die einige Monate persistieren können, harmlos.

Der Patient sollte wissen, dass die Abheilungszeit bis zu 12 Monate dauern kann.

Über den häufig angegebenen prellungsähnlichen Schmerz hinausgehende Beschwerden, Temperaturerhöhungen, Rötungen sowie Beeinträchtigungen des Allgemeinzustands müssen sofort entsprechend abgeklärt werden.

Weiterführende Tipps

❯ Gynäkomastie, Liposuktion versus Resektion; ❯ Liposuktion, Abdomen und Flanken; ❯ Liposuktion, allgemeine Technik; ❯ Liposuktion, Glutäalregion; ❯ Liposuktion, Hals, Wangen, Nacken; ❯ Liposuktion,

Nachsorge; ❯ Liposuktion, Oberarme, Schulter, Brust; ❯ Liposuktion, Oberschenkel, Knie; ❯ Liposuktion, vibrationsassistierte; ❯ Liposuktion, Waden, Knöchel; ❯ Tumeszenzlokalanästhesie

Literatur

Hedén P (2003) Plastic Surgery and You. Silander & Fromholtz Förlags AB

Mang WL (1996) Ästhetische Chirurgie Bd I. Einhorn-Presse Verlag, Reinbek

Mang WL (1996) Ästhetische Chirurgie Bd II. Einhorn-Presse Verlag, Reinbek

Mang WL (2005) Manual of Aesthetic Surgery 2. Springer, Berlin Heidelberg New York

Sattler G, Sommer B, Hanke CW (2003) Lehrbuch der Liposuktion. Thieme, Stuttgart

Liposuktion, Oberarme, Schulter, Brust

A. Becker

Ziel
Reduktion störender Fettpolster an den Oberarmen und den angrenzenden Arealen (Schulterregion, präaxillär).

Problem
Bei falscher Indikationsstellung kann eine unschöne Hauterschlaffung an den Oberarmen die Folge sein. Außerdem besteht die Gefahr der Verletzung anatomischer Strukturen, wenn eine falsche Technik angewandt wird.

Lösung und Alternativen

Voraussetzungen für ein adäquates Operationsergebnis sind die Abgrenzung der Indikation zur Oberarmstraffung sowie die präoperative Abschätzung der Fettschichtdicke und der Hautlaxizität. Gute Resultate einer Liposuktion an den Oberarmen können nur bei straffer Haut erzielt werden, ansonsten ist eine Brachioplastik vorzuziehen. Falls erforderlich kann eine Mitbehandlung der Schulterblattregion und präaxillärer Fettdepots erfolgen.

Inzisionen:

- 1 × am kaudalen Rand eines axillären Fettpolsters
- je 1 × über dem Epicondylus medialis und lateralis zur Behandlung der medialen und lateralen Oberarminnenseite
- 1 × dorsolateral proximal zur Behandlung der dorsolateralen Oberarmseite
- 1 × am kaudalen Punkt eines supraskapulären Fettdepots

Die korrekte Technik beinhaltet eine Absaugung in Körperlängsachse mit möglichst dünnen Kanülen, um Verletzungen der Lymphbahnen zu reduzieren. Eine zirkuläre Behandlung der Oberarme sollte unbedingt vermieden werden (Durchblutungsstörungen, Lymphstau).

An der Oberarminnenseite muss der Verlauf größerer Venen, Arterien und Nerven respektiert werden. Es empfiehlt sich eine postoperative Wicklung der Arme von distal nach proximal.

Die vibrationsassistierte Liposuktion in Supertumeszenz hat sich bei der Pseudogynäkomastie bewährt (s. entspr. Kapitel).

Die weibliche Brust sollte unseres Erachtens nicht abgesaugt werden. Im Rahmen einer Mammareduktionsplastik eignet sich aber häufig eine adjuvante Liposuktion der lateralen Fettdepots, um eine dog-ear-Bildung zu verringern.

Weiterführende Tipps

❯ Brachioplastik, Präparation; ❯ Brachioplastik, Schnittführung; ❯ Gynäkomastie, Liposuktion versus Resektion; ❯ Liposuktion, allgemeine Technik; ❯ Liposuktion, Indikationsstellung; ❯ Liposuktion, Nachsorge; ❯ Liposuktion, vibrationsassistierte; ❯ Tumeszenzlokalanästhesie

Literatur

Gupta SC, Khiabani KT, Stephenson LL et al. (2002) Effect of liposuction on skin perfusion. Plast Reconstr Surg 110:1748–1751

Hedén P (2003) Plastic Surgery and You. Silander & Fromholtz Förlags AB

Mang WL (1996) Ästhetische Chirurgie Bd I. Einhorn-Presse Verlag, Reinbek

Mang WL (1996) Ästhetische Chirurgie Bd II. Einhorn-Presse Verlag, Reinbek

Mang WL (2005) Manual of Aesthetic Surgery 2. Springer, Berlin Heidelberg New York

Sattler G, Sommer B, Hanke CW (2003) Lehrbuch der Liposuktion. Thieme, Stuttgart

Scuderi N, Paolini G, Grippaudo FR et al. (2000) Comparative evaluation of traditional ultrasonic and pneumatic assisted lipoplasty: analysis of local and systemic effects, efficacy and costs of these methods. Aesthetic Plast Surg 24:395–400

Liposuktion, Oberschenkel, Knie

A. Becker

Ziel
Reduktion von unproportionierten Fettansammlungen an den Oberschenkeln, meist in Verbindung mit der Knieregion.

Problem
Bei mangelnder Erfahrung des Operateurs oder Missachtung der anatomischen Besonderheiten bezüglich dieser Regionen können folgende Fehler auftreten:
- Oberschenkel lateral: Übersaugung, Dellen, Disproportionierung
- Oberschenkel ventral und dorsal: Unregelmäßigkeiten, Disproportionierung, doppelte oder verstrichene Gesäßfalte
- Oberschenkel medial, Knieregion: Cutis laxa proximal, Lymphgefäßverletzungen mit entsprechenden Folgen

Lösung und Alternativen

Die laterale und mediale Oberschenkelregion sind oft zusammen betroffen, auch die Hüften können unter Beachtung des ästhetischen Erscheinungsbilds mit der lateralen Oberschenkelregion in die Planung eingeschlossen werden. Bei Behandlung einer Oberschenkelregion müssen die angrenzenden Areale ebenfalls betrachtet werden.

Bei generalisierter Lipomatose des Oberschenkels sind mindestens 2 Sitzungen notwendig, auf keinen Fall sollte eine einzeitige zirkuläre Saugung vorgenommen werden.

Obligat sind die präoperative Abklärung bzw. Sanierung einer Varikosis und der Ausschluss von lymphatischen Erkrankungen.

Inzisionsstellen:

- Oberschenkel lateral: 1 × am proximalen Punkt des Fettdepots, 1 × am distalen Punkt des Fettdepots, 1 × lateral infraglutäal
- Oberschenkel medial / Knie: 1 × in der Leiste, 1 × im mittleren inneren Oberschenkelbereich, 1 × am ventralen Rand des Kniefettdepots, 1 × am distalen Rand des Kniefettdepots, 1 × medial infraglutäal
- Oberschenkel ventral: je 1 × proximal an der Vorderseite lateral und medial, je 1 × distal an der Vorderseite lateral und medial

Als Standardmethode bevorzugen wir auch hier die vibrationsassistierte Liposuktion in Tumeszenzlokalanästhesie und lokalisationsorientierten Positionswechseln des Patienten.

Im Bereich des lateralen Oberschenkels muss auf eine harmonische und symmetrische Liposuktion geachtet werden; es besteht vor allem in Seitenlage der Patientin die Gefahr der Übersaugung, insbesondere muss über der Trochanterregion eine sparsame Entfernung des Fettgewebes erfolgen. Hilfreich ist bei der Seitenlagerung eine horizontale ausgestreckte Beinlagerung, z. B. mittels eines Lagerungskeils.

Bei isoliertem lateralen Fettpolster ist die Bearbeitung relativ einfach, bei Mitbeteiligung der dorsalen infraglutäalen Region oder des lateralen kaudalen Glutäalbereichs ist die Beachtung der dreidimensionalen Konturierung gefordert.

Das tiefe Fettdepot (tiefe Tumeszenz) wird zuerst mit der 4 mm-Kanüle reduziert, dann folgt die oberflächlichere Modellierung mit der 3 mm-Kanüle unter Beachtung der Übergänge.

Die ventrale Oberschenkelregion gehört zu den schwierigen Indikationen, vorrangig ist eine gleichmäßige flächenhafte und möglichst vertikale Saugung mit dünnen Kanülen zur Vermeidung von Riefenbildungen.

Das gleiche gilt für die Oberschenkelrückseite, die auch in Kombination mit dem Gesäß behandelt werden kann.

An der Oberschenkelinnenseite ist die Saugrichtung entlang der Körperlängsachse obligat, vor allem zur Schonung der Lymphgefäße und der V.

saphena magna mit ihren Seitenästen. Bei unserer favorisierten Technik besteht zusätzlich ein geringeres Verletzungsrisiko.

Im Hinblick auf die Gefahr eines girlandenförmigen Hautüberschusses muss auf eine ggf. notwendige zweizeitige Hautstraffung hingewiesen werden.

Auch hier muss zum Schutz vor einer hässlichen Skelettierung eine ausreichende subkutane Fettschicht belassen werden.

Die Knieinnenseite bildet mit der Oberschenkelinnenseite eine ästhetische Einheit. Häufig ist hier eine gleichzeitige Liposuktion indiziert. Die dazwischen liegende Transitionszone muss sparsam mitbehandelt werden. Außerdem ist ggf. eine Modellierung des Ausläufers zum Tibiakopf wichtig für die Gesamtkontur.

Wenn zusätzlich eine Konturierung der Waden- / Knöchelregion geplant ist, kann die mediale Seite in Einheit mit der Oberschenkel- und Knieinnenseite behandelt werden.

Je nach Fettmenge sollten möglichst feinkalibrige Kanülen Verwendung finden.

Die suprapatellare Knieregion ist aufgrund der vermehrt fibrotischen Anteile einer Liposuktion oft schwer zugänglich (Cave: Bursa präpatellaris!).

Ein laterales Fettdepot am Knie kann als Pseudoverlängerung einer Reithosendeformität mitbehandelt werden.

Wichtig bei Liposuktionen an der unteren Extremität sind eine perioperative Thrombose- und Infektionsprophylaxe, eine frühe Mobilisation sowie eine angepasste Kompressionshose.

Weiterführende Tipps

❯ Liposuktion, allgemeine Technik; ❯ Liposuktion, Indikationsstellung; ❯ Liposuktion, Nachsorge; ❯ Liposuktion, vibrationsassistierte; ❯ Oberschenkelstraffung, präoperative Planung; ❯ Tumeszenzlokalanästhesie

Literatur

Gupta SC, Khiabani KT, Stephenson LL et al. (2002) Effect of liposuction on skin perfusion. Plast Reconstr Surg 110:1748–1751

Hedén P (2003) Plastic Surgery and You. Silander & Fromholtz Förlags AB

Mang WL (1996) Ästhetische Chirurgie Bd I. Einhorn-Presse Verlag, Reinbek

Mang WL (1996) Ästhetische Chirurgie Bd II. Einhorn-Presse Verlag, Reinbek

Mang WL (2005) Manual of Aesthetic Surgery 2. Springer, Berlin Heidelberg New York

Sattler G, Sommer B, Hanke CW (2003) Lehrbuch der Liposuktion. Thieme, Stuttgart

Scuderi N, Paolini G, Grippaudo FR et al. (2000) Comparative evaluation of traditional ultrasonic and pneumatic assisted lipoplasty: analysis of local and systemic effects, efficacy and costs of these methods. Aesthetic Plast Surg 24:395–400

Liposuktion, vibrationsassistierte

A. Becker, W.L. Mang

Ziel

Standardverfahren zur möglichst atraumatischen Liposuktion, vor allem in Kombination mit Supertumeszenz; Methode der Wahl zur Behandlung von fibrösen oder voroperierten Arealen (VAL).

Problem

Die Verletzung anatomischer Strukturen (Nerven, Blut- und Lymphgefäße, Bindegewebssepten) durch eine mechanische Traumatisierung des Fettgewebes kann zu unerwünschten medizinischen Folgen (Blutungen, Hämatome, Taubheitsgefühle, Parästhesien, Lymphstau, Serome) und ästhetisch schlechteren Ergebnissen durch unregelmäßige Vernarbung führen. Dies betrifft vor allem fibröse Areale (z. B. Oberbauch, männliche Brust, Nacken) und voroperierte Areale, zusätzlich kommt es hier zu einer verringerten Fettelimination bei konventioneller manueller Technik.

Lösung und Alternativen

In Kombination mit Tumeszenzlokalanästhesie und Verwendung dünner Kanülen kann mit der vibrationsassistierten Liposuktion eine maximale Schonung der Bindegewebsstrukturen sowie der Nerven, Blutgefäße und Lymphbahnen erreicht werden, da nur das homogenisierte Fettgewebe abgesaugt wird. Eine mögliche Traumatisierung kann durch Verwendung von Mehrlochkanülen mit Reduktion des Sogs an den Aspirationsöffnungen weiter verringert werden.

Infolge der geringen Traumatisierung treten weniger intra- und postoperative Komplikationen auf, was mit einer besseren und schnelleren Wundheilung korreliert. In unmittelbarer Folge wirkt sich dies auch in Form einer verringerten Infektions- und Thromboemboliegefahr aus.

Durch den Erhalt des bindegewebigen subkutanen Aufhänge- und Stützapparats der Dermis mit konsekutivem besserem Retraktionseffekt (dreidimensionaler narbiger Schrumpfungsprozess) und die gleichmäßige Absaugung resultieren deutlich bessere kosmetische Ergebnisse (Straffungseffekt der Haut, evtl. auch Verbesserung einer Cellulite).

Die Durchführung des Eingriffs wird auch bei fibrösen und voroperierten Arealen erleichtert, zudem kommt als positiver Effekt eine Zeitersparnis zumTragen. Der Eingriff ist außerdem für den Patienten angenehmer und schmerzfreier.

Bei voroperierten Arealen sollte darauf geachtet werden, den Wiederholungseingriff nach genauer Planung und Dokumentation frühestens

◘ **Abb. 1**

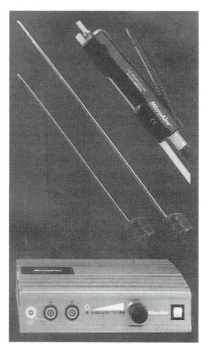

VAL

nach 6 Monaten durchzuführen. Wichtig sind dabei eine sparsame Tumeszenz und die Verwendung von Minikanülen zur exakten Modellierung. Gleichzeitig kann dabei ein Fetttransfer zur Korrektur von Dellen angeschlossen werden.

Weiterführende Tipps

❯ Gynäkomastie, Liposuktion versus Resektion; ❯ Liposuktion, Abdomen und Flanken; ❯ Liposuktion, allgemeine Technik; ❯ Liposuktion, Glutäalregion; ❯ Liposuktion, Hals, Wangen, Nacken; ❯ Liposuktion, Indikationsstellung; ❯ Liposuktion, Nachsorge; ❯ Liposuktion, Oberarme, Schulter, Brust; ❯ Liposuktion, Oberschenkel, Knie; ❯ Liposuktion, Waden, Knöchel; ❯ Tumeszenzlokalanästhesie

Literatur

Gupta SC, Khiabani KT, Stephenson LL et al. (2002) Effect of liposuction on skin perfusion. Plast Reconstr Surg 110:1748–1751

Hedén P (2003) Plastic Surgery and You. Silander & Fromholtz Förlags AB

Mang WL (1996) Ästhetische Chirurgie Bd I. Einhorn-Presse Verlag, Reinbek

Mang WL (1996) Ästhetische Chirurgie Bd II. Einhorn-Presse Verlag, Reinbek

Mang WL (2005) Manual of Aesthetic Surgery 2. Springer, Berlin Heidelberg New York

Sattler G, Sommer B, Hanke CW (2003) Lehrbuch der Liposuktion. Thieme, Stuttgart

Scuderi N, Paolini G, Grippaudo FR et al. (2000) Comparative evaluation of traditional ultrasonic and pneumatic assisted lipoplasty: analysis of local and systemic effects, efficacy and costs of these methods. Aesthetic Plast Surg 24:395–400

Liposuktion, Waden, Knöchel

A. Becker

Ziel
Reduktion einer vermehrten Fettgewebsschicht an den Waden mit Modellierung der Knöchelregion und Schaffung einer harmonischen Unterschenkelsilhouette.

Problem
Bei mangelnder Erfahrung des Operateurs und falscher Indikationsstellung können an den Waden Dellen, Unregelmäßigkeiten und Folgen einer Übersaugung und an den Knöcheln lange postoperative Ödembildungen und ebenfalls Folgen einer Übersaugung auftreten.

Lösung und Alternativen

Präoperativ muss im Wadenbereich mittels Pinch-Test am entspannten und angespannten Unterschenkel die Dicke der Fettgewebsschicht in Abgrenzung zu einer Muskelhypertrophie beurteilt werden. Eine Liposuktion ist nur bei ausreichender Fettgewebsschichtdicke effektiv.

Außerdem müssen Erkrankungen des Venen- und Lymphsystems ausgeschlossen werden. Eine perioperative Thromboseprophylaxe, frühe postoperative Mobilisierung und das Tragen von Kompressionsstrümpfen sind besonders wichtig.

Insgesamt ist eine strenge Indikationsstellung mit entsprechender Aufklärung über den zu erwartenden Effekt sowie über länger andauernde Schwellungen / Ödeme bis hin zu Hyperpigmentierungen der abhängigen Partien anzuraten.

Waden und Knöchel werden als ästhetische Einheit oft kombiniert abgesaugt, um eine harmonische Formung der Unterschenkelsilhouette zu erzielen. Dabei müssen auch der Übergang zur Knieregion und die proximalen seitlichen Bereiche mitbehandelt werden.

Inzisionsstellen:

- Waden: je 1 × fibular proximal und mittig sowie tibial proximal und mittig
- Knöchel dorsal: je 1 × distal fibular und tibial
- Knöchel ventral: je 1 × distal fibular und tibial

Es empfiehlt sich eine simultane seitengleiche Infiltration der Tumeszenzlösung, die langsam durchgeführt werden sollte. Um eine venöse Stase zu verhindern, wird auf eine lange Einwirkzeit verzichtet, was durch die langsame Infiltration möglich ist.

Bei der Liposuktion ist eine gleichmäßige, möglichst vertikale Kanülenführung (v. a. in der Knöchelregion) parallel zur Oberfläche wichtig. Die Kanülendurchmesser liegen bei 2–3 mm, der Sog sollte 0,6 at nicht übersteigen. Dadurch wird ein möglichst gleichmäßiges Ergebnis mit Schonung der Lymphgefäße erreicht. Der Unterschenkel reagiert besonders empfindlich auf Übersaugung, da die Subkutanschicht oft nicht sehr dick ist. Es resultieren unschöne und schwer zu korrigierende wannenförmige Deformitäten oder ein skelettierter Eindruck.

Im Achillessehnenbereich sollte nicht oder nur sehr vorsichtig und oberflächlich gesaugt werden.

Außerdem muss auf den Verlauf der V. saphena magna und parva und ihrer Äste sowie des N. suralis geachtet werden.

Bei zu tiefer Saugung mit Muskelverletzung kann ein Kompartmentsyndrom entstehen.

Weiterführende Tipps

❯ Liposuktion, allgemeine Technik; ❯ Liposuktion, Indikationsstellung; ❯ Liposuktion, Nachsorge; ❯ Liposuktion, vibrationsassistierte; ❯ Tumeszenzlokalanästhesie

Literatur

Gupta SC, Khiabani KT, Stephenson LL et al. (2002) Effect of liposuction on skin perfusion. Plast Reconstr Surg 110:1748–1751

Hedén P (2003) Plastic Surgery and You. Silander & Fromholtz Förlags AB

Mang WL (1996) Ästhetische Chirurgie Bd I. Einhorn-Presse Verlag, Reinbek

Mang WL (1996) Ästhetische Chirurgie Bd II. Einhorn-Presse Verlag, Reinbek

Mang WL (2005) Manual of Aesthetic Surgery 2. Springer, Berlin Heidelberg New York

Sattler G, Sommer B, Hanke CW (2003) Lehrbuch der Liposuktion. Thieme, Stuttgart

Scuderi N, Paolini G, Grippaudo FR et al. (2000) Comparative evaluation of traditional ultrasonic and pneumatic assisted lipoplasty: analysis of local and systemic effects, efficacy and costs of these methods. Aesthetic Plast Surg 24:395–400

Lipotransfer, Fettentnahme

W.L. Mang, I. Mertz

Ziel
Ziel ist es, durch Liposuktion mit geringem Vakuum und stumpfen Absaugkanülen Fettpartikel ohne Traumatisierung zu gewinnen, die sich dann dauerhaft in das Gewebe einlagern.

Problem
Bei zu traumatischem Vorgehen werden die Fettpartikel beschädigt und bauen sich später im Gewebe schneller ab.

Lösung und Alternativen

Die Fettentnahme hat entsprechend der Liposuktion unter absoluten Sterilitätskriterien zu erfolgen. Fettentnahmestellen sind solche, deren Konturen gewinnen, ohne Dellen zu erzeugen (z. B. Doppelkinn, Unterbauch, Innenseite der Oberschenkel, Knie).

Nach der Tumeszenzanästhesie erfolgt die Fettentnahme durch Liposuktion mit geringem Vakuum (–0,2 atü, entspricht 20–30 % des sonstigen Unterdrucks bei einer Liposuktion) mit einer stumpfen, 2 mm messenden Absaugkanüle.

Die Liposuktion erfolgt manuell und entspricht einer sanften Curettage des Gewebes bei minimalem Unterdruck. Die Saugung erfolgt nicht in einen Behälter, sondern direkt in eine 10 mm-Spritze.

Nun wird die Absaugkanüle durch einen Spritzenverschluss ersetzt. Der Stempel der Spritze wird entfernt. Die Spritze wird in einer Zentrifuge platziert und bei max. 3000 U / min drei Minuten zentrifugiert. Alternativ kann das Material eine halbe Stunde ruhen.

Während dieses Prozesses trennt sich das Aspirat in drei Schichten:

- Die obere Schicht besteht aus Öl und rupturierten Fettzellen; sie wird abgegossen und abgetupft.
- Die untere Schicht besteht aus Tumeszenzlösung und Blut. Sie wird abgelassen.
- Die mittlere Schicht besteht aus verwendbarem, subkutanen Fettgewebe. Sie wird ohne Traumatisierung über einen Adapter in eine 1 mm-Luer-Lock-Spritze umgefüllt.

Coleman hat spezielle Kanülen zur Injektion, die sog. Lipoinfiltrationskanülen, entwickelt. Dies sind 18 G-Kanülen mit einer seitlichen Auswurföffnung nahe am stumpf verschlossenen Kanülenende. Vorteile dieser Lipoinfiltrationskanüle sind:

- Größe, Form und innere Wandung der Kanüle verringern die Traumatisierung und das Zusammensintern der Fettpartikel.
- Das stumpfe Ende der Kanüle reduziert Hämatome, Nervenschädigungen und Irritation von Haut, Faszien und Mucosa.

Abb. 1

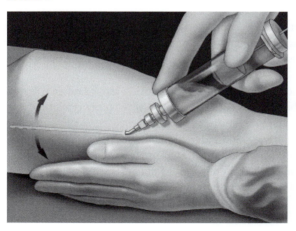

- Durch die verschiedenen Längen und Biegungen dieser Kanülen gelingt eine optimale Anpassung an die vorgegebenen anatomischen Strukturen des Patienten.

Weiterführende Tipps

❯ Lipotransfer, Spacelift; ❯ Tumeszenzlokalanästhesie

Lipotransfer, Implantation der Fettpartikel

W.L. Mang, I. Mertz

Ziel
Durch dreidimensionale Implantation der Fettpartikel soll ein optimaler Oberflächenkontakt mit den umgebenden Kapillaren und damit eine dauerhafte Verankerung im umliegenden Bindegwebe erreicht werden.

Problem
Bei unsachgemäßer Injektion kommt es zum Absterben, zur Resorption bzw. zur Calcifizierung der Fetttransplantate.

Lösung und Alternativen

Das Überleben der transplantierten Fettträubchen kann nur garantiert werden, wenn der Maximalabstand von 1,5 mm zum gut durchbluteten Empfängerareal besteht. Ansonsten kommt es zum Absterben, zur Resorption bzw. zur Calcifizierung des Fetttransplantats. Im idealen Fall sollten die kleinen Fettträubchen, wie auf einer Perlenkette aufgereiht, implantiert werden. Somit erreicht man einen optimalen Oberflächenkontakt mit den umgebenden Kapillaren sowie eine gute Verankerung im umliegenden Bindegewebe.

Besonders effektiv ist die sog. dreidimensionale Implantation der Fettträubchen, d. h. mehrere Kanäle werden übereinander geschaffen, die fächerförmig in verschiedenen Höhen der Subkutanea angelegt sind.

Man beginnt am besten mit dem ersten Fächer in der Tiefe und legt dann Fächer über Fächer bis direkt unter das Stratum reticulare der Cutis.

Kleine, 2 mm lange Stichinzisionen mit der 11er Klinge an versteckten Stellen ermöglichen der Lipoinfiltrationskanüle den leichten Zugang zu den zu augmentierenden Arealen.

Zunächst wird ohne Druck auf der Spritze mit der Kanüle ein Tunnel geschaffen. Dieser wird beim Zurückziehen der Kanüle unter leichtem Druck gleichmäßig mit dem gereinigten Fett gefüllt. Wichtig ist hier ein gleichmäßiger, minimaler Druck auf den Stempel der Spritze. Jetzt wird ein Kanal nach dem anderen mit der stumpfen Kanüle geschaffen und beim Zurückziehen derselben mit Fett gefüllt.

Weiterführende Tipps

> Lipotransfer, Spacelift

Lipotransfer, mögliche Komplikationen

W.L. Mang, I. Mertz

> **Ziel**
> Ziel ist es, die Ursachen möglicher Komplikationen auszuschalten und diese dadurch zu vermeiden.

> **Problem**
> Durch unsachgemäße Injektion kann es relativ häufig zu Komplikationen kommen.

Lösung und Alternativen

Um das Absterben, die Resorption bzw. die Calcifizierung der Fetttransplantate zu vermeiden, muss auf eine dreidimensionale Implantation der Fettpartikel geachtet werden. Dadurch entsteht ein optimaler Oberflächenkontakt mit den umgebenden Kapillaren, wodurch eine dauerhafte Verankerung der Fettpartikel im umliegenden Bindegewebe erreicht wird. Das Überleben der transplantierten Fettträubchen kann nur garantiert werden, wenn der Maximalabstand von 1,5 mm zum gut durchbluteten Empfängerareal besteht. Um mögliche Infektionen zu vermeiden, sollte zusätzlich eine Antibiose (z. B. Ciprobay 250 mg) durchgeführt werden.

Weiterführende Tipps

> Kälteanwendung; > Schmerztherapie, postoperative

Lipotransfer, Nachsorge

W.L. Mang, I. Mertz

Ziel
Eine optimale Nachbehandlung sorgt für eine schnelle Abheilung und ein optimales ästhetisches Resultat.

Problem
Es kann zur Dislokation und zur Resorption der Fettimplantate kommen.

Lösung und Alternativen

Kompressionsbandagen werden nur dann angelegt, wenn eine mögliche Dislokation des Implantats befürchtet wird. Areale mit ausgeprägter Mimik, z. B. Glabella, werden durch Steristrips ruhig gestellt. Eine Kühlung für zwei bis drei Tage ist sinnvoll. Des Weiteren sollte der Patient für zwei bis drei Tage wenig reden, lachen und grimassieren.

Meist sind mehrere (bis zu drei Sitzungen) erforderlich, da die Bindegewebssepten des Subkutangewebes nur eine bestimmte Menge an Fetttransplantaten zulassen. Sonst kommt es zur Traumatisierung und damit zur Resorption des Fetts. Auch die Ödembildung variiert von Patient zu Patient.

Weiterführende Tipps

> Kälteanwendung

Lipotransfer, Spacelift

W.L. Mang, I. Mertz

> **Ziel**
> Durch atraumatisch gewonnene Fettpartikel sollen harmonische und ästhetisch ansprechende Gesichtsproportionen geschaffen werden und angeborene oder erworbene Deformitäten ausgeglichen werden.

> **Problem**
> Bei zu starker Traumatisierung der Fettpartikel kommt es nach Injektion zur Resorption der Fetttransplantate.

Lösung und Alternativen

Der Lipotransfer hat mit Coleman 1986 eine Renaissance erlebt. Bereits 1893 stellte Neuber fest, dass Fettgewebstransplantate nur in kleinsten Partikeln überleben können. Dies ist die wichtigste Voraussetzung für eine erfolgreiche Fetttransplantation.

1922 bestätigte Lekser eine dreijährige Überlebenszeit von Fetttransplantaten und bezeichnete es als wichtigste Voraussetzung, dass das Fettgewebe weder bei seiner Entnahme noch bei seiner Transplantation durch eine Blutung im Implantatlager geschädigt werden darf.

1950 sprach Peer von einer Überlebensrate für transplantiertes Fett von 50 %. Er berichtete, dass die Vaskularisierung der Fetttröpfchen nach ca. 4 Tagen einsetzt. Bis dahin sei das Überleben durch Diffusion garantiert.

Absolut tabu für einen erfolgreichen Lipotransfer sind das Pressen, Strecken, Filtern und Waschen sowie Absaugen mit zu hohem negativen Druck und Injizieren mit zu hohem positiven Druck.

1996 bestätigte Coleman, dass Fett als Gewebeverbund und nicht als individuelle Zelle transplantiert werden muss. Die Berührungszeiten mit Luft und ihrem atmosphärischen Druck muss minimiert werden. Durch zarte Zentrifugation müssen Öl, Blut und Lokalanästhetikum vom strukturellen Fett getrennt werden. Einzelne Fettpartikel müssen in der Nähe der ernährenden Gefäße platziert werden, um eine eigenständige Verankerung im umgebenden Gewebe zu ermöglichen.

Coleman spricht davon, dass unter diesen Voraussetzungen alle Kriterien einer dauerhaften Transplantation erfüllt sind.

Indikationen zur Fetttransplantation

1. Ersatz atrophierter oder geschwundener Strukturen, bedingt durch Alterung bzw. Folgen entzündlicher Hauterkrankungen (Akne)
2. Verstärkung vorhandener Strukturen, d. h. Schaffung harmonischer und ästhetisch ansprechender Gesichtszüge. Die Merkmale des Alterungsprozesses des Gesichts, d. h. die Atrophie und die Schrumpfung des Subkutangewebes können durch den Lipotransfer aufgehalten werden. Geschwundene Gewebestrukturen werden ersetzt, und zwar durch eine fächerförmige, dreidimensionale Implantation von autologen Fettpartikeln
3. angeborene oder erworbene Deformitäten der knöchernen und Bindegewebsstrukturen (Verbrennungsfolgen, stumpfe Weichteiltraumata, Gesichtsfrakturen, Lippenspalten, Mittelgesichtshypoplasien, hemifaziale Atrophien, Mikrognathie.
4. Verbesserung der Proportionen des Gesichts. Durch Hervorheben bestimmter Gesichtsstrukturen kann der Gesamteindruck eines Gesichts und seiner Proportionen deutlich gebessert werden (z. B. wirkt das Kinn kleiner, wenn Lippen und Unterkieferränder augmentiert werden).

Vorteile des Lipotransfer

- Fetträubchen sind durch Liposuktion leicht zu gewinnen
- ein autologes Transplantat
- keine immunologische Reaktion zu erwarten
- kann unter alle Falten und Depressionen implantiert werden

- Wiederholung problemlos möglich
- Kosten vergleichsweise niedrig

Im Rahmen dieser Art des Lipotransfers werden intakte, kleine Fettgewebspartikel transplantiert.

Voraussetzung ist die Kenntniss der Mikroanatomie des Fettgewebes: Jede Fettzelle ist von retikulären Fasern umgeben, d. h. es besteht ein zartes, dreidimensionales Netzwerk mit relativ großen Maschen. Das Fettgewebe wird in kleinere Träubchen unterteilt, welche mit bloßem Auge sichtbar sind. Diese Träubchenstruktur muss bei Fettentnahme erhalten bleiben, um die einzelnen, zarten Fettzellen zu schützen.

Entnahme und Implantationskanüle müssen den gleichen Durchmesser haben (18 G). Die Aspiration muss mit geringem Druck (0,2 atü) erfolgen; die Sedimentation ohne Traumatisierung. Der Kontakt des aspirierten Fettgewebes mit Luft muss minimiert sein, da ansonsten Lyse des Zytoplasmas der Fettzelle erfolgt.

Die Verwendung von Chemikalien und Pharmaka muss minimiert werden, da dies einen schädigenden Einfluss auf das Fettgewebe hat.

Weiterführende Tipps

> Liposuktion, allgemeine Technik

Literatur

Mang WL (2002) Manual Aesthetic Surgery, Bd I. Springer, Berlin Heidelberg New York

Mamillendurchblutungsstörung

A. Becker

Ziel
Schnelles und effizientes Management einer kompromittierten Mamillendurchblutung zur Gewährleistung der Mamillenvitalität.

Problem
Eine Störung der arteriellen Blutzufuhr kann ebenso wie eine venöse Stauung der Mamille bei länger dauerndem Bestehen zu einer partiellen oder totalen Mamillennekrose führen.

Lösung und Alternativen

Primär sollte bei Brustoperationen auf eine kontrollierte stabile Hypotension geachtet werden. Der ideale systolische Blutdruck liegt dabei bei etwa 100 mmHg.

Bei einer mangelnden arteriellen Blutversorgung, die sich durch eine Abblassung und / oder Verminderung des Turgors der Mamille anzeigt, kann intraoperativ der Inhalt einer Nifedipin- oder Nitrolingual-Kapsel auf die Mamille geträufelt werden.

Die pharmakologische Wirkung beruht auf einer Vasodilatation im arteriellen präkapillären und venösen postkapillären Schenkel.

Zeigt sich durch livide Verfärbung der Mamille und / oder Zunahme des Mamillenturgors eine venöse Stauung, kann eine Entlastung durch Skarifizierung der Areolahaut versucht werden.

In beiden Fällen muss natürlich der Mamillenstiel kontrolliert werden, um eine eventuelle Abknickung oder Einengung beseitigen zu können.

Postoperativ muss eine engmaschige Kontrolle gewährleistet sein, ggf. der Mamillenstiel durch Lösen der Hautnähte entlastet werden.

Bei persistierender oder neu auftretender venöser Stauung kann die

Areolahaut erneut skarifiziert werden oder es können Blutegel zum Einsatz gebracht werden.

Im entsprechenden Fall einer arteriellen Minderversorgung kann die Therapie mit Nifedipin oder Nitrolingual lokal fortgesetzt, ggf. durch orale Gabe von Trental ergänzt werden.

Weiterführende Tipps

- Mammareduktionsplastik, inferiorer Mamillenstiel, Modifikation;
- Mammareduktionsplastik, lateraler Mamillenstiel nach SKOOG;
- Mammareduktionsplastik / Mastopexie, Sicherung des inferioren Mamillenstiels;   - Mammareduktionsplastik / Mastopexie, Wiederholungseingriffe;   - Mastopexie, inferiorer Mamillenstiel, Modifikation

Mammaaugmentation bei mäßiger Ptose und dünnem Weichteilmantel

M.S. Mackowski, A. Becker

Ziel

Vergrößerung und Konturverbesserung der weiblichen Brust mit Silikonimplantaten mit Vermeidung zusätzlicher Narben einer Mastopexie im Falle einer mäßigen Mammaptose.

Problem

Ein dünner Weichteilmantel im Brustbereich erfordert eine submuskuläre Implantateinlage. Bei gleichzeitig bestehender mäßiger Mammaptose mit Grenzindikation zur Mastopexie stellt sich das Problem der unzureichenden Volumenauffüllung des mammären Hautmantels mit „double-bubble"-Phänomen.

Lösung und Alternativen

Der bevorzugte Zugang ist submammär. Bei der Planung wird dabei die Submammärfalte etwas weiter nach distal gesetzt und entsprechend präpariert.

Im kaudalen Anteil der Brust liegt die Präparationsebene epipektoral. Die Durchtrennung des M. pectoralis major im kaudalen und kaudal-medialen Anteil erfolgt schließlich in Höhe der Mamillen, wobei der horizontal nach medial führende Absetzungsverlauf bogenförmig leicht nach kranial fortgesetzt werden sollte.

Der Effekt dieser „hohen" Muskeldurchtrennung ist eine bessere kaudale Volumenauffüllung des mammären Hautmantels, da die Implantate zu einem größeren Anteil epipektoral zu liegen kommen. Die Silikonimplantate müssen dabei in ausreichender Größe gewählt werden. Es wird ein optisches Lifting der Brüste erzielt, objektiv erreicht man eine Kranialisierung der Mamillen um 1–2 cm.

Aufgrund der submammären Implantatlage im kranialen Bereich der Brüste bleibt auch bei größeren Implantaten der kraniale Übergang harmonisch, d. h. ohne Abzeichnung des Implantatrands trotz dünnem Weichteilmantel.

Bei stärker ausgeprägter Mammaptose ist eine einzeitige Mastopexie jedoch oft unumgänglich.

Weiterführende Tipps

❯ Mammaaugmentation, epipektorale Präparation; ❯ Mammaaugmentation, präoperative Planung; ❯ Mammaaugmentation, submammärer Zugang, Festlegung; ❯ Mammaaugmentation, submuskuläre Präparation; ❯ Mammastraffung, periareoläre; ❯ Mastopexie bei Mammaaugmentation, einzeitig

Literatur

Hedén P (2003) Plastic Surgery and You. Silander & Fromholtz Förlags AB

Mang WL (1996) Ästhetische Chirurgie Bd I. Einhorn-Presse Verlag, Reinbek

Mang WL (1996) Ästhetische Chirurgie Bd II. Einhorn-Presse Verlag, Reinbek

Mang WL (2005) Manual of Aesthetic Plastic Surgery 2. Springer, Berlin Heidelberg New York

Pardo Mateu L, Chamorro Hernandez JJ (1998) Partial myotomy of the pectoralis major in submuscular breast implants. Aesthetic Plast Surg 22:228–230

Pitanguy J (1981) Aesthetic Plastic Surgery of Head and Body. Springer, Berlin Heidelberg New York

Tebbetts JB (2001) A surgical perspective from two decades of breast augmentation: toward state of the art in 2001. Clin Plast Surg 28:425–434

Mammaaugmentation, epipektorale Präparation

A. Becker, M.S. Mackowski

Ziel

Möglichst atraumatische und schnelle Schaffung eines geeigneten Implantatlagers zur Vergrößerung der weiblichen Brust.

Problem

Das Erreichen eines optimalen Operationsergebnisses erfordert eine korrekte Präparation der Implantattasche. Eine traumatische Vorgehensweise fördert das Auftreten von Blutungen, postoperativen Schmerzen und Sensibilitätsstörungen.

Lösung und Alternativen

Einleitend werden die Brüste mit Tumeszenzlösung infiltriert (auf 500 ml NaCl 0,9 % 1 ml Adrenalin 1 : 1000). Je nach Brustgröße benötigt man ca. 100 ml pro Seite. Zuerst wird das Inzisionsareal bis zur Muskelfaszie infiltriert. Unter Anheben der Brustdrüse folgt die tangentiale Tumeszenz des epifaszialen Raums, anschließend die parasternale, kraniale und laterale Infiltration des Weichgewebes. Die Vorteile der Tumeszenz sind eine Hydrodissektion der Brustdrüse von der Pectoralisfaszie und eine Reduktion von Blutungen. Dadurch wird die Präparation vereinfacht. Die Folge ist eine kürzere Operationszeit mit besseren Wundheilungsbedingungen. Auch der postoperative Schmerz ist geringer.

Die korrekte Präparationstechnik beinhaltet nach initialer scharfer Darstellung der Dissektionsebene oberhalb der Pectoralisfaszie die weitere stumpfe digitale Ablösung der Brustdrüse. Intermittierend werden derbe Septen scharf durchtrennt und größere Gefäße elektrokoaguliert (vor allem medial und lateral).

Im lateralen Bereich ist die stumpfe Präparation zur Schonung der lateralen Interkostalnerven (Sensibilitätsstörungen) besonders wichtig. Der Einsatz eines Leuchthakens oder einer Stirnlampe erleichtert die Übersicht des Operationssitus. Eine ausreichende und symmetrische Freilegung der

◘ Abb. 1

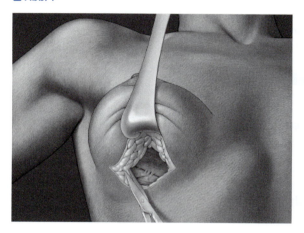

◘ Abb. 2

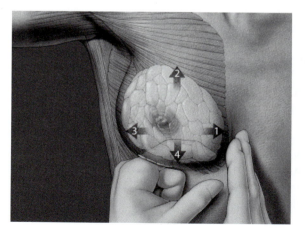

Taschen mit Beachtung einer harmonischen Rundung an den Rändern ist unabdingbar für eine optimale Implantatlage und Brustform. Eine suffiziente kraniale Ablösung verhindert eine Abzeichnung des Implantatrands. In der Medianlinie sollte eine Zone von ca. 3 cm Breite zwischen den Implantatlagern belassen werden. Eine zu weite laterale Öffnung sollte ebenfalls vermieden werden, um einer Lateralisierung der Implantate vorzubeugen.

Schließlich muss bei der Insertion der Implantate auf eine faltenfreie und vollständige Ausbreitung sowie zentrale Lage geachtet werden. Das Implantat sollte so platziert werden, dass circa 55–60 % des Volumens unterhalb der Mamille zu liegen kommen. Der höchste Punkt der Projektion liegt idealerweise etwas kaudal der Mamille.

Weiterführende Tipps

❯ Mammaaugmentation bei mäßiger Ptose und dünnem Weichteilmantel; ❯ Mammaaugmentation, präoperative Planung; ❯ Mammaaugmentation, submammärer Zugang, Festlegung; ❯ Mammaaugmentation, submuskuläre Präparation

Literatur

Hedén P (2003) Plastic Surgery and You. Silander & Fromholtz Förlags AB

Hidalgo DA (2000) Breast augmentation: choosing the optimal incision implant and pocket plane. Plast Reconstr Surg 105:2202–2216

Mang WL (1996) Ästhetische Chirurgie Bd I. Einhorn-Presse Verlag, Reinbek

Mang WL (1996) Ästhetische Chirurgie Bd II. Einhorn-Presse Verlag, Reinbek

Mang WL (2005) Manual of Aesthetic Plastic Surgery 2. Springer, Berlin Heidelberg New York

Pitanguy J (1981) Aesthetic Plastic Surgery of Head and Body. Springer, Berlin Heidelberg New York

Tebbetts JB (2001) A surgical perspective from two decades of breast augmentation: toward state of the art in 2001. Clin Plast Surg 28:425–434

Mammaaugmentation, Infektion des Implantatlagers

A. Becker

Ziel
Das Auftreten einer Implantatlagerinfektion erfordert ein effizientes und zügiges Management, um eine akute Gefährdung der Patientin sowie Spätfolgen, insbesondere eine Beeinträchtigung des kosmetischen Ergebnisses, zu reduzieren.

Problem
Eine Infektion des Implantatlagers stellt eine schwerwiegende Komplikation dar. Als Folge können Formveränderungen der Brust, Absterben von Brustanteilen, narbige Einziehungen und Kapselfibrose mit persistierenden Beschwerden entstehen.

Lösung und Alternativen

Bei Vorliegen einer isolierten Hautrötung und -überwärmung ohne Schmerzen, Schwellung und bei nicht alteriertem Allgemeinzustand der Patientin kann ein konservativer Behandlungsversuch mit einem Breitbandantibiotikum unter engmaschiger Kontrolle des Lokalbefunds initiiert werden (z. B. Ciprofloxacin, Ofloxacin oder Levofloxacin oral). Eine bereits laufende perioperative Antibiose sollte umgestellt werden.

Zeigen oder entwickeln sich zusätzlich Schwellung, Schmerzen, Fluktuation und / oder trübe Wundsekretion, so ist eine operative Revision unumgänglich. Nach Entfernung des Implantats wird ein Wundabstrich zur Bestimmung des Erregerspektrums und Antibiogramms entnommen. Es folgen ausgiebige Spülungen der Implantattasche mit einem 50 / 50-Gemisch aus NaCl 0,9 % und Betaisodonalösung, schließlich Einlage von zwei großlumigen Drainagelaschen und lockere Wundadaptation. Je nach

Lokalbefund kann eine perioperative Antibiose oder das Abwarten des Antibiogramms zur erregerspezifischen Behandlung erwogen werden. Bei systemischen Entzündungszeichen sollte initial eine intravenöse Breitbandantibiose eingeleitet werden. Weitere Spülungen der Wundhöhle können in den Folgetagen durchgeführt werden.

Vor einer Reaugmentation muss eine vollständige Abheilung der Brust im Verlauf von 4–6 Monaten abgewartet und die Patientin in diesem Zeitraum entsprechend geführt werden. Präoperativ sollten alle laborchemischen Entzündungsparameter unauffällig sein.

Weiterführende Tipps

❯ Kapselfibrose, Prophylaxe; ❯ Mammaaugmentation bei mäßiger Ptose und dünnem Weichteilmantel; ❯ Mammaaugmentation, epipektorale Präparation; ❯ Mammaaugmentation, Reaugmentation mit Logenwechsel; ❯ Mammaaugmentation, submuskuläre Präparation

Literatur

Grabb WC, Aston SJ, Smith JW (1997) Plastic Surgery. Lippincott Williams & Wilkins

Grotting JC (1995) Reoperative Aesthetic and Reconstructive Plastic Surgery. Quality Medical Publishing, St. Louis

Mammaaugmentation, präoperative Planung

A. Becker, M.S. Mackowski

Ziel
Operative Vergrößerung u./o. Formverbesserung der weiblichen Brust durch Einlage von Silikon- oder Kochsalzimplantaten. Ziel ist eine natürlich vergrößerte Brust ohne sichtbare Stigmatisierung der Patientin als Implantatträgerin.

Problem
Aufgrund unterschiedlicher patiententypischer Charakteristika ist eine korrekte Festlegung des operativen Zugangs, der Implantatpositionierung und des Implantattyps vorauszusetzen, um ein möglichst optimales Ergebnis zu erreichen.

Lösung und Alternativen

Nach Eruierung der Vorstellungen und Wünsche der Patientin folgt die Analyse des aktuellen Lokalbefunds unter besonderer Berücksichtigung der Haut-/Weichteildicke der Brust (vor allem im kranialen Anteil), der M.-pectoralis-major-Ausbildung, der Hautqualität (Ptose), der aktuellen Brustgröße, von Asymmetrien der Nippelposition und des Brustvolumens sowie eventueller Voroperationen (Narben, lokalisierte Weichteildefizite) und Thoraxdeformitäten. Des Weiteren werden Größe, Gewicht und Thoraxumfang der Patientin berücksichtigt.

Ein krankhafter Befund an der Brust muss natürlich präoperativ durch ein bildgebendes Verfahren (Mammographie, Sonographie) und durch eine klinische Untersuchung ausgeschlossen werden.

Die Auswahl der Implantatgröße orientiert sich an der vorhandenen Brustgröße, Statur und dem Thoraxumfang der Patientin unter Einbeziehung des Patientenwunschs.

Befunde und Planung

1. ausreichende Weichteilpolsterung, elastische Haut oder leichte Ptose: epipektorale Einlage von runden Silikongelimplantaten
2. ausreichende Weichteilpolsterung, stärkere Ptose: epipektorale Einlage von Silikongelimplantaten und Mastopexie
3. grenzwertige Weichteilbedeckung, elastische Haut oder leichte Ptose: submuskuläre Einlage von runden Silikongelimplantaten oder epipektorale Einlage von anatomischen Silikonimplantaten.
4. dünne Haut- / Weichteilverhältnisse, elastische Haut: submuskuläre Einlage von runden Silikongelimplantaten
5. dünne Haut- / Weichteilverhältnisse, leichte Ptose: submuskuläre Einlage von runden Silikongelimplantaten ausreichender Größe, dabei höhere Durchtrennung des M. pectoralis major kaudal medial im Sinne einer partiellen kranialen Muskelbedeckung und besseren kaudalen Auffüllung
6. grenzwertige bis dünne Haut- / Weichteilverhältnisse, stärkere Ptose: submuskuläre Einlage von runden Silikongelimplantaten und Mastopexie
7. Anisomastie: Einlage von Silikonimplantaten unterschiedlicher Größe, dabei muss ein eventuelles Hautdefizit der kleineren Brust beachtet werden
8. unterschiedliche Position der Mamillen: bei geringem Unterschied kein Ausgleich, die Mamillen sollten über dem höchsten Punkt der Projektion liegen, bei größerem Unterschied einseitige Mamillenverlagerung nach kranial
9. Thoraxdeformität: Einlage von Silikonimplantaten unterschiedlicher Projektion, bei isolierter Prominenz einer oder weniger Rippen, Einlage eines „soft-touch" Silikonimplantats (low cohesive gel)

Nachteile der anatomischen Silikonimplantate sind die Rotationsgefahr sowie die Notwendigkeit einer längeren Zugangsinzision aufgrund der höheren Kohäsivität des Silikongels. Daher bevorzugen wir runde, texturierte Silikongelimplantate.

◘ Abb. 1

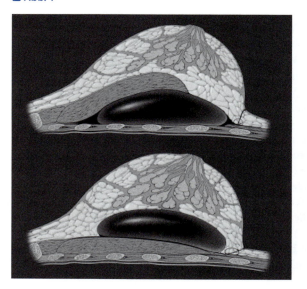

Weiterführende Tipps

❯ Mammaaugmentation bei mäßiger Ptose und dünnem Weichteilmantel; ❯ Mammaaugmentation, epipektorale Präparation; ❯ Mammaaugmentation, submammärer Zugang, Festlegung; ❯ Mammaaugmentation, submuskuläre Präparation; ❯ Mastopexie bei Mammaaugmentation, einzeitig

Literatur

Candiani P, Campiglio GL (1997) Augmentation mammoplasty: personal evolution of the concepts looking for an ideal technique. Aesthetic Plast Surg 21:417–423

Elliott LF (2001) Breast augmentation with round smooth saline or gel implants: the pros and cons. Clin Plast Surg 28:523–529

Hedén P (2003) Plastic Surgery and You. Silander & Fromholtz Förlags AB

Hidalgo DA (2000) Breast augmentation: choosing the optimal incision implant and pocket plane. Plast Reconstr Surg 105:2202–2216

Mang WL (1996) Ästhetische Chirurgie Bd I. Einhorn-Presse Verlag, Reinbek

Mang WL (1996) Ästhetische Chirurgie Bd II. Einhorn-Presse Verlag, Reinbek

Mang WL (2005) Manual of Aesthetic Plastic Surgery 2. Springer, Berlin Heidelberg New York

Pechter EA (1998) A new method for determining bra size and predicting postaugmentation breast size. Plast Reconstr Surg 102:1259–1265

Pitanguy J (1981) Aesthetic Plastic Surgery of Head and Body. Springer, Berlin Heidelberg New York

Mammaaugmentation, Reaugmentation mit Logenwechsel

M.S. Mackowski, A. Becker

Ziel
Implantatwechsel, beispielsweise bei Kapselfibrose oder Wunsch nach größerem Volumen, meist von epipektoral nach submuskulär.

Problem
Bei geplanter Neuformung der Brüste mit dem Ziel der Konturverbesserung oder Volumenvergrößerung stellt sich bei notwendigem Logenwechsel zum einen das Problem des zweiten Hohlraums, zum anderen besteht die Gefahr der Retraktion des M. pectoralis major nach kranial, da aufgrund der epipektoralen Tasche eine Diskonnektion der Brustdrüse vorliegt.

Lösung und Alternativen

Nach empfohlenem submammären Zugang wird primär eine beidseitige Implantatexplantation vorgenommen, eventuell Abstriche aus den epipektoralen Taschen. Dann folgt die Spülung der Wundhöhle mit anschließendem Instrumenten- und Handschuhwechsel.

Bei derber Kapsel wird eine Kapsulektomie notwendig. In den meisten Fällen genügt eine Kapsulotomie mit zusätzlicher Resektion von Kapselstreifen und Setzen von Koagulationspunkten an der ventralen Seite. Hierdurch wird eine Verklebung der epipektoralen Tasche begünstigt. Eine Drainageneinlage wird nicht notwendig.

Die Präparation der submuskulären Taschen wird wie beschrieben durchgeführt. Nach Durchtrennung des kaudalen und kaudal-medialen Ursprungs des M. pectoralis major folgt die Anheftung des kaudalen Muskelrands an den ventralen Anteil der epipektoralen Kapsel oder an retroareoläres Drüsengewebe (bei Kapsulektomie), um eine Retraktion des Muskels nach kranial zu vermeiden.

Dabei ist es hilfreich, den kaudalen Rand des M. pectoralis major vor dem Einbringen des Implantats mit zwei Haltefäden (z. B. Monocryl 2×0) zu fixieren. Dies verhindert zum einen das Zurückgleiten des Muskels beim Einsetzen des Implantats, zum anderen können beide Fäden anschließend zur Muskelanheftung genutzt werden. Außerdem verringert das vorzeitige Anbringen der Fäden die Gefahr der Stichverletzung der Implantate.

Bei Reimplantation in die gleiche Loge (epipektoral oder submuskulär) wird eine zirkuläre und radiäre Kapsulotomie mit Neuformung der Taschen empfohlen.

In manchen Fällen wird beim Implantatwechsel von epipektoral nach submuskulär eine einzeitige Mastopexie erforderlich.

Weiterführende Tipps

▶ Kapselfibrose, Prophylaxe; ▶ Mammaaugmentation, epipektorale Präparation; ▶ Mammaaugmentation, submammärer Zugang, Festlegung; ▶ Mammaaugmentation, submuskuläre Präparation; ▶ Mastopexie bei Mammaaugmentation, einzeitig

Literatur

Collis N, Platt AJ, Batchelor AG (2001) Pectoralis major „trapdoor" flap for silicone breast implant medial knuckle deformities. Plast Reconstr Surg 108:2133–2135

Grotting JC (1995) Reoperative Aesthetic and Reconstructive Plastic Surgery. Quality Medical Publishing, St. Louis

Hedén P (2003) Plastic Surgery and You. Silander & Fromholtz Förlags AB

Mang WL (1996) Ästhetische Chirurgie Bd I. Einhorn-Presse Verlag, Reinbek

Mang WL (1996) Ästhetische Chirurgie Bd II. Einhorn-Presse Verlag, Reinbek

Mang WL (2005) Manual of Aesthetic Plastic Surgery 2. Springer, Berlin Heidelberg New York

Pardo Mateu L, Chamorro Hernandez JJ (1998) Partial myotomy of the pectoralis major in submuscular breast implants. Aesthetic Plast Surg 22:228–230

Pitanguy J (1981) Aesthetic Plastic Surgery of Head and Body. Springer, Berlin Heidelberg New York

Tebbetts JB (2001) A surgical perspective from two decades of breast augmentation: toward state of the art in 2001. Clin Plast Surg 28:425–434

Mammaaugmentation, submammärer Zugang, Festlegung

A. Becker, M.S. Mackowski

Ziel
Möglichst übersichtlicher und unauffälliger Zugangsweg zur Präparation der Tasche und Implantateinbringung bei Vergrößerung der weiblichen Brust.

Problem
Die submammäre Inzisionslinie muss exakt in der neuen Submammärfalte positioniert werden, da sonst die Narbe sichtbar wird, vor allem bei zu tiefer Lokalisation.

Lösung und Alternativen

Bei der präoperativen Planung und Einzeichnung ist es wichtig, diese an der stehenden Patientin durchzuführen. Zuerst Markierung der Mittellinie und der Submammärfalten, anschließend symmetrische Festlegung der Taschenausdehnung (durch manuelle Mobilisation der Brustdrüse nach medial, kranial und lateral). Nun wird durch Abduktion der Arme auf 90° eine Anhebung der Mamillen wie bei Implantateinlage simuliert. Entsprechend der gewünschten Zielgröße der Brüste folgt die bogenförmige Einzeichnung der neuen Unterbrustfalten.

Zur Orientierung dienen dabei folgende Maße vom Mamillenunterrand zur neuen Unterbrustfalte:

- BH-Größe B: ca. 4,5–5,5 cm
- BH-Größe C: ca. 5,5–6,5 cm
- BH-Größe D: ca. 6,5–7,5 cm

Als weitere Orientierungshilfe für die neue Lage der submammären Falte kann die Mittelhandbreite der Patientin dienen. Diese verwendet man als

Maß für die Entfernung zwischen Areolaunterrand und der neuen submammären Linie, wobei sich eine natürlich zur Körpergröße passende Brustform ergibt.

Die submammäre Inzisionslinie muss in der neuen Submammärfalte

◘ Abb. 1

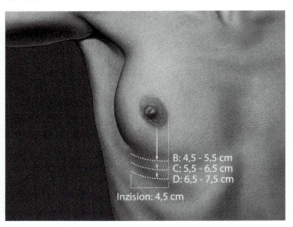

◘ Abb. 2

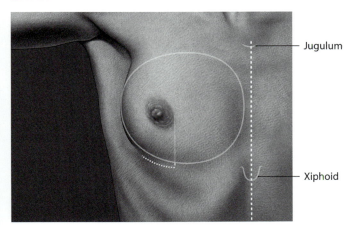

liegen und wird beginnend von der Senkrechten zum medialen Mamillenrand leicht bogenförmig ca. 4 cm nach lateral fortgeführt.

Alternativ kann der submammäre Zugang etwas kranial der neuen Unterbrustfalte liegen, eine weiter kaudal gelegene Position sollte unbedingt vermieden werden, da die Narbe hier unterhalb des BHs sichtbar wird.

Weiterführende Tipps

❯ Mammaaugmentation, epipektorale Präparation; ❯ Mammaaugmentation, präoperative Planung; ❯ Mammaaugmentation, ❯ submuskuläre Präparation

Literatur

Candiani P, Campiglio GL (1997) Augmentation mammoplasty: personal evolution of the concepts looking for an ideal technique. Aesthetic Plast Surg 21:417–423

Hedén P (2003) Plastic Surgery and You. Silander & Fromholtz Förlags AB

Hidalgo DA (2000) Breast augmentation: choosing the optimal incision implant and pocket plane. Plast Reconstr Surg 105:2202–2216

Mang WL (1996) Ästhetische Chirurgie Bd I. Einhorn-Presse Verlag, Reinbek

Mang WL (1996) Ästhetische Chirurgie Bd II. Einhorn-Presse Verlag, Reinbek

Mang WL (2005) Manual of Aesthetic Plastic Surgery 2. Springer, Berlin Heidelberg New York

Pitanguy J (1981) Aesthetic Plastic Surgery of Head and Body. Springer, Berlin Heidelberg New York

Tebbetts JB (2001) A surgical perspective from two decades of breast augmentation: toward state of the art in 2001. Clin Plast Surg 28:425–434

Mammaaugmentation, submuskuläre Präparation

M.S. Mackowski, A. Becker

Ziel
Möglichst atraumatische und schnelle Schaffung eines geeigneten submuskulären Implantatlagers zur Vergrößerung der weiblichen Brust.

Problem
Bei der submuskulären Präparation können stärkere Blutungen auftreten. Mit Hilfe einer korrekten Präparationstechnik kann dies verhindert werden. Der häufigste Fehler bei der submuskulären Augmentation ist die unzureichende bzw. unvollständige Durchtrennung des M. pectoralis major am kaudalen und kaudal-medialen Ursprung, was eine Implantatdislokation nach lateral und kranial zur Folge haben kann.

Lösung und Alternativen

Einleitend werden die Brüste mit Tumeszenzlösung infiltriert (auf 500 ml NaCl 0,9 % 1 ml Adrenalin 1 : 1000), im Gegensatz zur epipektoralen Augmentation nur zur parasternalen, kranialen, kaudalen und lateralen Infiltration des Weichgewebes. Zusätzlich werden aber auch die kaudalen medialen Ursprünge des M. pectoralis major infiltriert, insgesamt ca. 30–40 ml pro Seite. Somit werden intraoperative diffuse Blutungen sowie der postoperative Schmerz reduziert.

Nach submammärem Hautschnitt zuerst Darstellung der M.-pectoralis-major-Faszie und des lateralen Muskelrands. Um eine bessere Übersicht über den kaudalen und kaudal-medialen Muskelursprung zu erreichen, wird die epipektorale Freilegung noch ca. 2 cm nach kranial fortgesetzt. Nun kann der Muskel problemlos sukzessive mit dem elektrischen Messer abgesetzt werden. Größere Perforatoren sind gut sichtbar und werden vorher elektrokoaguliert. Die Durchtrennung erfolgt ca. 1 cm oberhalb des

Periosts, um postoperative Schmerzen zu verringern (keine periostale Reizung). Der Einsatz eines Leuchthakens oder einer Stirnlampe ermöglicht ein kontrolliertes Arbeiten.

◘ Abb. 1

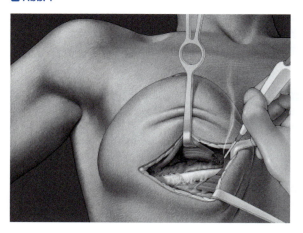

◘ Abb. 2

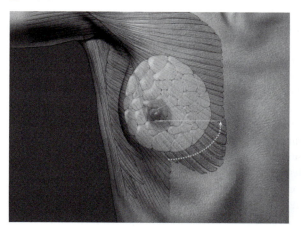

Die weitere Präparation nach kranial und lateral gelingt größtenteils stumpf, akzessorische kostale Muskelursprünge werden wie oben beschrieben durchtrennt, im medialen und medial-kranialen Anteil sollte dabei auf eine harmonische Rundung der Taschenränder geachtet werden. Die Ablösung des M. pectoralis major vom M. pectoralis minor sollte exakt erfolgen, und zwar in der korrekten Schicht stumpf mit bogenförmigen Fingerbewegungen von oben nach unten. Im lateralen Bereich ist die stumpfe Präparation zur Schonung der lateralen Interkostalnerven (Sensibilitätsstörungen) besonders wichtig. Eine ausreichende laterale (vor allem lateral-kraniale) Taschenfreilegung sollte angestrebt werden. Eine zu weite laterale Öffnung ist allerdings zu umgehen, um einem seitlichen Abrutschen der Implantate vorzubeugen. Es werden zwei Durchgänge zur Blutstillung empfohlen.

Schließlich muss bei der Insertion der Implantate auf eine faltenfreie und vollständige Ausbreitung sowie zentrale Lage geachtet werden, insbesondere muss über der kranialen Hälfte der submuskulären Loge eine glatte Ausbreitung des M. pectoralis major sichergestellt werden. Der höchste Punkt der Projektion liegt idealerweise etwas kaudal der Mamille.

Weiterführende Tipps

> Mammaaugmentation bei mäßiger Ptose und dünnem Weichteilmantel;
> Mammaaugmentation, epipektorale Präparation; > Mammaaugmentation, präoperative Planung; > Mammaaugmentation, submammärer Zugang, Festlegung

Literatur

Hedén P (2003) Plastic Surgery and You. Silander & Fromholtz Förlags AB

Hidalgo DA (2000) Breast augmentation: choosing the optimal incision implant and pocket plane. Plast Reconstr Surg 105:2202–2216

Mang WL (1996) Ästhetische Chirurgie Bd I. Einhorn-Presse Verlag, Reinbek

Mang WL (1996) Ästhetische Chirurgie Bd II. Einhorn-Presse Verlag, Reinbek

Mang WL (2005) Manual of Aesthetic Plastic Surgery 2. Springer, Berlin Heidelberg New York

Pardo Mateu L, Chamorro Hernandez JJ (1998) Partial myotomy of the pectoralis major in submuscular breast implants. Aesthetic Plast Surg 22:228–230

Pitanguy J (1981) Aesthetic Plastic Surgery of Head and Body. Springer, Berlin Heidelberg New York

Tebbetts JB (2001) A surgical perspective from two decades of breast augmentation: toward state of the art in 2001. Clin Plast Surg 28:425–434

Mammareduktionsplastik, entscheidende präoperative Kriterien zur Wahl der Reduktionsmethode

A. Becker, M.S. Mackowski

Ziel

Verlagerung der Brust nach kranial durch Entfernung überschüssigen Haut-/Brustgewebes, Verschmälerung der Brustbasis und neue Modellierung des Drüsenkörpers, zudem Areolaverkleinerung in Anpassung an neue Brustgröße.

Problem

Es erfordert ausreichende Erfahrung und Kenntnis verschiedener Operationstechniken, um entsprechend dem Lokalbefund und des Patientenwunsches die adäquate und sicherste Methode auszuwählen.

Lösung und Alternativen

Neben der üblichen präoperativen Diagnostik sollte eine aktuelle Mammasonographie und ab dem 35. Lebensjahr zusätzlich eine Mammographie vorliegen.

Im Rahmen der präoperativen Planung wird die neue Mamillenposition, unter Orientierung an den Submammärfalten, mit eventueller Korrektur einer Mamillenasymmetrie auf die gleiche Höhe festgelegt. Als Anhaltspunkt dient dabei ein Jugulum-Mamillenabstand von 18–21 cm.

Es muss unbedingt darauf geachtet werden, dass die Brustwarzen nicht zu hoch verlagert werden, eine spätere Korrektur kann nur auf Kosten kranialer Narben durchgeführt werden. Die Beurteilung des Hautmantels (Überschuss, Laxizität, Striae) führt maßgeblich zur Entscheidung zwischen I- und T-Technik. Bei der I-Technik ergibt sich zwangsläufig eine kraniale Mamillenstielung.

In der Planung der T-förmigen Schnittführung bestimmt der Abstand der neu markierten zur präoperativen Mamillenposition die Auswahl der Mamillenstielbasis (inferior, kranial oder kombiniert). Außerdem muss eine ausreichende Stielbreite berücksichtigt werden, vor allem bei der Entscheidung zum inferioren Stiel (Richtwert für Basisbreite mindestens 8–10 cm).

Wird der inferiore Stiel zu schmal, muss zur Sicherung der Mamillendurchblutung bei einer Mammareduktionsplastik eine modifizierte Mamillenstielung nach McKissock mit kranialer und inferiorer Basis favorisiert werden. Im Falle einer Mammastraffung kann die inferiore Stielbasis durch Entepithelialisierung der gesamten kaudalen Resektionsfigur verbreitert werden, da hier das laterale und mediale kaudale Dreieck belassen werden.

Das Ausmaß der vertikalen Hautresektionen wird durch jeweilige Seitwärtsbewegung der Mammae nach lateral und medial mit leichter Rotation nach kranial festgelegt.

◘ Abb. 1

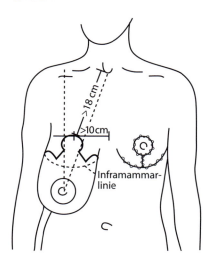

Die Steglänge ergibt sich aus der gewünschten BH-Körbchengröße (B-Cup ca. 5–7 cm, C-Cup ca. 7–9 cm).

Abschließend werden die kaudalen Resektionsareale markiert.

Weiterführende Tipps

▶ Mammareduktionsplastik, inferiorer Mamillenstiel, Modifikation; ▶ Mammareduktionsplastik, lateraler Mamillenstiel nach SKOOG; ▶ Mammareduktionsplastik, narbensparende T-Technik; ▶ Mammareduktionsplastik / Mastopexie, Sicherung des inferioren Mamillenstiels; ▶ Mammareduktionsplastik / Mastopexie, Wiederholungseingriffe; ▶ Mastopexie, inferiorer Mamillenstiel, Modifikation

Literatur

Bostwick J (1990) Plastic and Reconstructive Breast Surgery. Quality Medical Publishing, St. Louis

Grabb WC, Aston SJ, Smith JW (1997) Plastic Surgery. Lippincott Williams & Wilkins

Hedén P (2003) Plastic Surgery and You. Silander & Fromholtz Förlags AB

Lemperle G, Nievergelt J (1989) Plastische Mammachirurgie. Springer, Berlin Heidelberg New York

Marchac D, De Olarte G (1982) Reduction mammaplasty and correction of ptosis with a short inframammary scar. Plast Reconstr Surg 69:45–55

Pereira JJ (1997) Aesthetic breast surgery with inverted-T scar placed above the inframammary sulcus. Aesth Plast Surg 21:16–22

Pitanguy J (1981) Aesthetic Plastic Surgery of Head and Body. Springer, Berlin Heidelberg New York

Mammareduktionsplastik, inferiorer Mamillenstiel, Modifikation

M.S. Mackowski, A. Becker

Ziel

Brustverkleinerung und -straffung mit ausreichender Verlagerung von Brustgewebe nach kranial zur Formung des Dekolletees, Bildung einer guten Projektion und spannungsfreier gestielter Mamillentransposition bei Gewährleistung einer intakten Mamillendurchblutung und, wenn möglich, der Mamillensensibilität.

Problem

Das oben genannte Ziel kann mit kranialen Mamillenstielungstechniken, insbesondere bei langem Jugulum-Mamillenabstand und / oder festem Drüsenkörper, oft nicht erreicht werden. Der inferiore Stiel muss so gewählt werden, dass Mobilität und Durchblutung der Mamille gleichermaßen gewährleistet sind.

Lösung und Alternativen

Die Planung und Einzeichnung des T-förmigen Resektionsmusters erfolgt wie gewohnt. Die exakten Areolamaße werden allerdings erst intraoperativ bestimmt, was ein weiterer Vorteil dieser Technik ist. Die kaudale Basis des mamillentragenden inferioren Stiels sollte mindestens 8 cm breit sein.

Die Entepithelialisierung des Stiels kann durch vorherige subepidermale Infiltration von Tumeszenzlösung (auf 500 ml NaCl 0,9 % 1 ml Adrenalin 1 : 1000) erleichtert werden (Effekt der Blutstillung und Hydrodissektion).

Bei der Trennung des mittig-vertikal verlaufenden Stiels vom lateralen und medialen Pfeiler sollte die Skalpellklinge eher schräg vom Stiel weg

Abb. 1

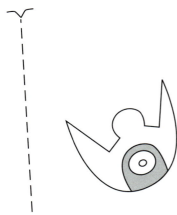

geführt werden, um einer Verschmälerung der auf der Pektoralisfaszie haftenden Stielbasis vorzubeugen.

Es folgt die Resektion der lateralen und medialen kaudalen Dreiecke der Resektionsfigur. Anschließend werden der laterale und mediale Pfeiler jeweils epifaszial unterminiert, vergleichbar mit der Präparationsfläche zur Bildung einer Implantattasche. Dabei kann Brustgewebe im dorsalen Bereich der Pfeiler reseziert werden. Dies ist meist lateral notwendig, medial sollte man mit der Resektion eher sparsam sein, um hier eine ausreichende Fülle zu erhalten.

Die Trennung des inferioren Stiels von den kranialen Brustanteilen wird zuerst senkrecht und dann zur Pektoralisfaszie schräg nach kranial verlaufend ausgeführt, um möglichst viele versorgende Gefäße in den Stiel miteinzuschließen. Die oberen Brustanteile werden ebenfalls epifaszial nach kranial (wie Implantattasche) gelöst.

Im Gegensatz zu dem Erstbeschreiber der Technik empfehlen wir eine weit nach kranial reichende Ablösung der Drüsenanteile, um eine gute Projektion der neuen Brust zu erreichen. Es ist eher eine moderate Überkorrektur anzustreben.

Intraoperativ muss stets eine Abknickung, Abscherung oder Torquierung des Stiels vermieden werden

Nach dem ersten Durchgang der Blutstillung erfolgt eine Probeformung mit provisorischer Hautklammerung. Am kranialen Stegende wird die neue Areolaposition mit Hilfe eines Mamillotoms exakt festgelegt – eher etwas kleiner, da nach Hautexzision das Areal durch die Hautretraktion größer wird.

Dann zweiter Durchgang der Blutstillung und Einlage von Redondrainagen, die von medial bogenförmig kranial um den Stiel verlaufend nach lateral geführt werden. Beim abschließenden zweischichtigen intradermalen und intrakutanen Hautverschluss muss eine versehentliche Fixierung des Stiels vermieden werden.

Die beschriebene Methode hat verschiedene Pluspunkte:

1. Durch die weite Mobilisation der Brustdrüse kann eine gute Neuformung und Verlagerung der Brust erzielt werden, entsprechend zeigt sich mehr Fülle im Dekolletee.
2. Die Mamille kann am inferioren Stiel problemlos verlagert werden, die Durchblutung ist sicher.
3. Die intraoperative endgültige Festlegung der Areolaposition und -größe ergibt eine exakte Position.

Weiterführende Tipps

❯ Mammareduktionsplastik, entscheidende präoperative Kriterien zur Wahl der Reduktionsmethode; ❯ Mammareduktionsplastik / Mastopexie, Sicherung des inferioren Mamillenstiels; ❯ Mamillendurchblutungsstörung; ❯ Mastopexie, inferiorer Mamillenstiel, Modifikation; ❯ Nahttechniken, kosmetische, Kombination von intradermal und intrakutan

Literatur

Bernard RW, Morello DC (1989) Inferior Pedicle Breast Reduction. In: Russell RC (ed) PSEF Instructional Courses, vol II. St. Louis

Georgiade NG et al. (1979) Reduction mammoplasty utilizing an inferior pedicle nipple-areola flap. Ann Plast Surg 3:211

Robbins TH (1977) A reduction mammaplasty with areola-nipple based on an inferior dermal pedicle. Plast Reconstr Surg 59:64–67

Mammareduktionsplastik, lateraler Mamillenstiel nach SKOOG

A. Becker

Ziel

Deutliche Verkleinerung großer Brüste mit spannungsfreier gestielter Mamillentransposition und möglichst sicherer Mamillendurchblutung; Auswahl eines Mamillenstiels, der Mobilität und Durchblutung der Mamille gleichermaßen gewährleistet.

Problem

Bei großen Brüsten mit Jugulum-Mamillen-Abstand über 30 cm gestaltet sich die Mamillenverlagerung bei kranialem Stiel schwierig. Ist der Abstand von Mamille zur Unterbrustfalte ebenfalls sehr lang und ist eine deutliche Verkleinerung der Brust gewünscht, bleibt auch für den inferioren Stiel wenig Spielraum.

Lösung und Alternativen

Um für die Problemlösung unterschiedlicher Ausgangsbefunde gerüstet zu sein, muss ein Brustchirurg über ein Repertoire verschiedener Operationstechniken verfügen.

Zur Planung und Einzeichnung des T-förmigen Resektionsmusters wird die Wise-Schablone verwendet. Die Winkel der geraden Schablonenschenkel können je nach gewünschter Resektionsmenge von Brusthaut- und Weichteilgewebe vergrößert oder verkleinert werden. Die Beurteilung der Hautqualität sowie der Konsistenz des Brustgewebes spielt dabei eine große Rolle. Die Schenkellänge (Steglänge) variiert mit der geplanten Brustgröße (B-Cup: 5–6 cm, C-Cup: 7–9 cm).

Die Basis des lateralen mamillentragenden Stiels entspringt am lateralen Schenkel der Resektionsfigur, die Haut wird von dort ausgehend bogenförmig in einem schmalen Streifen um die Areola verlaufend entepithelialisiert.

◘ Abb. 1

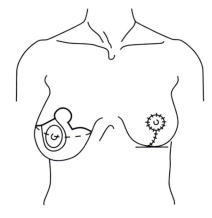

Um eine gute Durchblutungssituation der Brustwarze zu erhalten, sollte darauf geachtet werden, dass das Verhältnis von Breite zu Länge des lateralen Stiels bei 1 : 2 liegt.

Für die weiteren Operationsschritte wird die Brust nach kaudal ausgespannt.

Es folgt die Stielhebung von der Entepithelialisierungsgrenze bis zum lateralen Schenkel, anschließend Entepithelialisierung des neuen Areolasitzes.

Ausgehend von den Hautinzisionen an den beiden Schenkeln sowie den kranialen submammären Resektionslinien wird das überschüssige Brustgewebe inzidiert, von der Pektoralisfaszie scharf gelöst und an der kaudalen submammären Resektionslinie abgesetzt.

Um eine Stieleinengung nach Mamillentransposition und Hautverschluss zu vermeiden, muss im zentralen Bereich auf eine bogenförmig nach kranial führende Resektion geachtet werden. Die mediale und laterale Brustfülle kann durch eine schräg unterminierende Schnittführung reduziert werden. Blutstillung, Drainageneinlage und Hautverschluss wie gewohnt.

Vorteile der Methode

1. Die Mamille kann an ihrem lateralen Stiel problemlos verlagert werden.
2. Das Länge / Breite-Verhältnis des mamillentragenden Stiels gewährleistet bei richtiger Indikationsstellung eine gute Mamillendurchblutung. Die Stieldicke beträgt ca. 1–2 cm. Je länger der Stiel ist, umso dünner sollte er gehoben werden. Der präoperative Jugulum-Mamillen-Abstand sollte idealerweise zwischen 30 und 36 cm liegen.
3. Die sensible Mamillenversorgung erfolgt meist von lateral, daher ist der Erhalt der Sensibilität durch einen lateralen Stiel am ehesten zu erreichen.

Weiterführende Tipps

❯ Mammareduktionsplastik, entscheidende präoperative Kriterien zur Wahl der Reduktionsmethode; ❯ Mamillendurchblutungsstörung; ❯ Nahttechniken, kosmetische, Kombination von intradermal und intrakutan

Literatur

Cardenas-Camarena L, Vergara R (2001) Reduction mammaplasty with superior-lateral dermoglandular pedicle: another alternative. Plast Reconstr Surg 107:693–699

Hrynyschyn K, Lösch GM, Schrader M (1986) Results of comparative studies of Strömbeck and Skoog breast reduction-plasty. Langenbecks Arch Chir 369:279–283

Skoog T (1963) A technique of breast reduction; transposition of the nipple on a cutaneous vascular pedicle. Acta Chir Scand 126:453–465

Mammareduktionsplastik, narbensparende T-Technik

M.S. Mackowski, A. Becker

Ziel
Mammareduktionsplastik mit unauffälligerem submammären Narbenverlauf zum Herabsetzen einer Stigmatisierung aufgrund der OP ohne Einbußen des kosmetischen Ergebnisses.

Problem
Bei einer notwendigen T-förmigen Schnittführung sind im Bereich der horizontalen submammären Narbe bei längerem Narbenverlauf die medialen und lateralen Anteile exponiert. Eine zusätzliche Neigung zu hypertropher Narbenbildung in diesen Anteilen kann das kosmetische Ergebnis kompromittieren.

Lösung und Alternativen

Das horizontale submammäre Resektionsmuster muss so modifiziert werden, dass mediale und laterale Streckenlänge eingespart werden kann. Dazu wird am kranialen Schnittrand eine „lazy-S"-förmige Schnittführung gewählt, wobei die kraniale Schnittlänge dem kaudalen bogenförmigen Schnitt angepasst wird. Außerdem wird mediale und laterale Streckenlänge durch eine vermittelnde und im kranialen Bereich leicht plissierende Nahttechnik eingespart.

Insgesamt resultiert daraus ein geringerer „dog-ear"-Überschuss.

Bestehende mediale und laterale Hautüberschüsse können bei der Hautnaht leicht gerafft werden. Nach Abwarten der postoperativen Hautretraktion fällt hier eine sekundäre ambulante Nachkorrektur nach frühestens 6 Monaten zugunsten eines kürzeren Narbenverlaufs aus.

Eine andere Möglichkeit ist die primäre narbensparende „dog-ear"-Resektion, bei der infolge der subkutanen Entfettung eine bessere postoperative Retraktion der Haut erzielt wird.

Die Wahl der Methode hängt schließlich auch von den anatomischen Gegebenheiten, der Hautqualität (Retraktionsfähigkeit) und den Wünschen der Patientin ab.

Weiterführende Tipps

❯ Dog-ears, einzeitige Korrektur; ❯ Mammareduktionsplastik, entscheidende präoperative Kriterien zur Wahl der Reduktionsmethode; ❯ Mammareduktionsplastik, inferiorer Mamillenstiel, Modifikation; ❯ Mammareduktionsplastik, lateraler Mamillenstiel nach SKOOG; ❯ Mammareduktionsplastik / Mastopexie, Sicherung des inferioren Mamillenstiels; ❯ Mastopexie, inferiorer Mamillenstiel, Modifikation; ❯ Nahttechniken, kosmetische, Kombination von intradermal und intrakutan

Literatur

Bostwick J (1990) Plastic and Reconstructive Breast Surgery. Quality Medical Publishing, St.Louis

Frey M (1999) A new technique of reduction mammaplasty: dermis suspension and elimination of medial scars. Br J Plast Surg 52:45–51

Grabb WC, Aston SJ, Smith JW (1997) Plastic Surgery. Lippincott Williams & Wilkins

Hedén P (2003) Plastic Surgery and You. Silander & Fromholtz Förlags AB

Marchac D, De Olarte G (1982) Reduction mammaplasty and correction of ptosis with a short inframammary scar. Plast Reconstr Surg 69:45–55

Pitanguy J (1981) Aesthetic Plastic Surgery of Head and Body. Springer, Berlin Heidelberg New York

Mammareduktionsplastik / Mastopexie, Sicherung des inferioren Mamillenstiels

A. Becker

Ziel
Bei der Brustverkleinerung und -straffung muss eine freie Mamillenstiellage und -position gewährleistet sein, um einen Zug auf die transponierte Mamille mit Verziehungen und möglichen Durchblutungsstörungen zu vermeiden.

Problem
Die Auflösung der zu korrigierenden Brustform und das Freilegen des inferioren mamillentragenden Stiels können ein Abgleiten desselben nach lateral zur Folge haben. Des Weiteren kann bei der Hautadaptation im Steg- und Submammärbereich eine versehentliche Fixierung des Mamillenstiels erfolgen.
Diese Faktoren können sich durch Abknickung des Stiels oder Zug auf die Mamille negativ auf die Mamillenform (Verziehung, Entrundung) und die Mamillendurchblutung auswirken.

Lösung und Alternativen

Das Problem des lateralen Abgleitens des Mamillenstiels ergibt sich vor allem bei ptotischen Brüsten mit entsprechend langem Stiel und / oder Dissoziation der Brustdrüse. In diesem Fall eignet sich eine Fixierung des medialen Stielrandes **nach** erfolgter Mamillentransposition, wobei das Corium mit zwei resorbierbaren Einzelnähten oberflächlich an den Pektoralismuskel geheftet wird. Die Position der Nähte wird so gewählt, dass der Stiel vertikal zu liegen kommt.

Neben dem Erhalt der Mamillenvitalität und -form wird zudem noch eine gute Brustprojektion und mediale Brustfülle (Dekolleté!) begünstigt.

Damit bei der zweischichtigen Wundrandadaptation keine versehentliche Stielfixierung erfolgt, spielt die Reihenfolge des Wundverschlusses eine entscheidende Rolle. Nach Setzen von Key-Sutures an Mamille und kaudalem T-Punkt wird zuerst der Steg verschlossen, unter dem sich der Stiel befindet. Dies gelingt problemlos, da durch die noch offene Submammärnaht die Brustfülle und damit der Druck von innen vermindert ist. Abschließend folgt der Verschluss des Submammärbereichs, bei dem ebenfalls eine Annaht des gelegentlich vorquellenden Stiels vermieden werden muss. Zuletzt wird der Areolarand vollständig adaptiert.

Weiterführende Tipps

❱ Mammareduktionsplastik, entscheidende präoperative Kriterien zur Wahl der Reduktionsmethode; ❱ Mammareduktionsplastik, inferiorer Mamillenstiel, Modifikation; ❱ Mamillendurchblutungsstörung; ❱ Mastopexie, inferiorer Mamillenstiel, Modifikation; ❱ Nahttechniken, kosmetische, Kombination von intradermal und intrakutan

Mammareduktionsplastik / Mastopexie, Wiederholungseingriffe

M.S. Mackowski, A. Becker

Ziel

Sicheres Operationsverfahren, insbesondere bezüglich der Mamillenverlagerung, bei erforderlicher Revisionsstraffung oder -verkleinerung der weiblichen Brust.

Problem

Nach auswärtig durchgeführter Voroperation kann ein unbekannter Verlauf der Mamillenstielung eine Gefahr für die Mamillendurchblutung darstellen.

Lösung und Alternativen

Wir empfehlen die Durchführung einer modifizierten McKissock-Technik. Zur Durchführung einer Mastopexie wird dabei das Hautresektionsareal komplett entepithelialisiert, bei der Mammareduktionsplastik muss vertikal ein Mamillentranspositionsstiel mit möglichst breiter kaudaler Basis entepithelialisiert werden. Anschließend folgen die mediale und laterale Inzision am Steg bzw. Stiel bis zur Muskelfaszie mit Bildung eines medialen, zentralen und lateralen Brustdrüsenpfeilers. Der mediale und laterale Pfeiler werden jeweils zu den Seiten unterminiert. Die Mobilisation der Brustdrüse nach kranial erfolgt zunächst im Bereich der medialen und lateralen Pfeiler. Bei der Re-Reduktionsplastik wird der kraniale Anteil des zentralen Stiels von retroareolär bis kranial der neuen Areolaposition unterminiert, ggf. muss hier eine epifasziale Keilexzision von Brustgewebe erfolgen, um eine Mamillentransposition zu ermöglichen. Der Stiel wird anschließend nach kranial schlingenförmig eingeschlagen.

Mammareduktionsplastik / Mastopexie, Wiederholungseingriffe

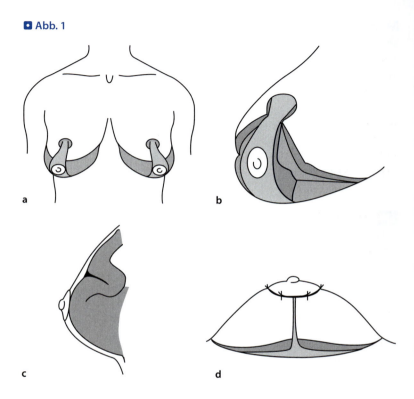

◘ Abb. 1

Bei der Re-Straffung kann der gesamte Stiel bei guter Mobilität der Brustwarze auf der Muskelfaszie verbleiben. In diesem Fall kann zur Einlage einer Redondrainage der Stielbereich zwecks einer Verbindung zwischen medialem und lateralem Kompartiment epifaszial retroareolär vorsichtig und sparsam untertunnelt werden.

Im Falle einer geplanten Brustverkleinerung werden die medialen und lateralen kaudalen Dreiecke reseziert, ggf. auch dorsale Anteile der medialen und lateralen Brustdrüsenpfeiler.

Zur Erleichterung der kranialen Mamillentransposition wird der kaudale Rand der entepithelialisierten Areolaneuposition inzidiert. Der mamillentragende Stiel kann problemlos nach kranial geschoben werden.

Ist bei einer Mastopexie eine zusätzliche Implantateinlage indiziert, so empfiehlt sich diese über den Zugang am lateralen Schnittmuster. Wir bevorzugen hier die submuskuläre Augmentation, da der zentrale Stiel nicht von der Muskelfaszie gelöst werden muss. Die Präparation der Tasche verläuft entsprechend der Beschreibung unter dem Stichwort „Mammaaugmentation, submuskuläre Präparation". Hierbei muss im Besonderen auf eine ausreichende Lösung nach kaudal mit entsprechender Durchtrennung des M. pectoralis major geachtet werden.

Es ist anzuraten, die endgültige Mamillenpositionierung und Resektion der überschüssigen Brusthaut erst nach einer Probehautklammerung bei liegendem Implantat durchzuführen.

Weiterführende Tipps

▶ Mammaaugmentation, epipektorale Präparation; ▶ Mammaaugmentation, submuskuläre Präparation; ▶ Mammareduktionsplastik, inferiorer Mamillenstiel, Modifikation; ▶ Mammareduktionsplastik / Mastopexie, Sicherung des inferioren Mamillenstiels; ▶ Mamillendurchblutungsstörung; ▶ Mastopexie, inferiorer Mamillenstiel, Modifikation; ▶ Nahttechniken, kosmetische, Kombination von intradermal und intrakutan

Literatur

Bostwick J (1990) Plastic and Reconstructive Breast Surgery. Quality Medical Publishing, St. Louis

Grabb WC, Aston SJ, Smith JW (1997) Plastic Surgery. Lippincott Williams & Wilkins

Grotting JC (1995) Reoperative Aesthetic and Reconstructive Plastic Surgery. Quality Medical Publishing, St. Louis

Hedén P (2003) Plastic Surgery and You. Silander & Fromholtz Förlags AB

McKissock PK (1976) Reduction mammoplasty by the vertical bipedicle flap technique. Clin Plast Surg 3:309

Pitanguy J (1981) Aesthetic Plastic Surgery of Head and Body. Springer, Berlin Heidelberg New York

Mammastraffung, periareoläre

A. Becker, M.S. Mackowski

Ziel
Narbensparende Straffung der Brusthaut durch periareoläre Exzision sowie Anhebung des Areola-Mamillenkomplexes, meist indiziert bei persistierender milder Ptose nach Implantateinlage oder zur Korrektur einer leichten tubulären Brustdeformität.

Problem
Bei der periareolären Mammastraffung kann sich eine exakte runde Formung des Areola-Mamillenkomplexes schwierig darstellen. Außerdem besteht die Gefahr der postoperativen Ausbildung einer Areolaverbreiterung sowie auffälliger Narben periareolär.

Lösung und Alternativen

Zuerst erfolgt die Entepithelialisierung des periareolären Hautareals. Gemäß der gewünschten Anhebung des Areola-Mamillenkomplexes verläuft diese halbmondförmig nach kranial und wird dann in einem schmalen semizirkulären Streifen nach kaudal periareolär fortgesetzt.

Im nächsten Schritt muss die Brustdrüse nach kaudal gelöst werden, um eine Areolatransposition nach kranial zu erleichtern. Dazu wird das Corium im Bereich des kaudalen entepithelialisierten Streifens mittig inzidiert. Über diesen Zugang kann die sektorenförmige kaudale Mobilisation durchgeführt werden, 3–4 cm sind ausreichend.

Eine ca. 1 cm dicke Subkutanschicht sollte belassen werden.

Bei einer tubulären Brustdeformität kann ggfs. die Drüse kaudal radiär inzidiert werden, um eine bessere Ausbreitung in den unteren Quadranten zu erzielen.

◘ Abb. 1

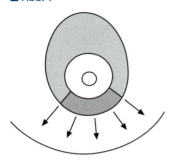

Nach exakter Blutstillung folgt das Einbringen einer zirkulären fortlaufenden Permanentnaht (z. B. Ethilon 2×0) am äußeren Coriumrand, welche weiter als der gewünschte Areoladurchmesser zugezogen wird. Die Fadenenden werden ca. 1 cm unter das Corium versenkt, indem man am Nahtanfang von unten einsticht und am Nahtende entsprechend nach unten aussticht.

Die gekräuselte periareoläre Haut wird nun homogen verteilt, anschließend – unter Zuhilfenahme eines adäquaten Mamillotoms als Schablone – korrigierend zirkulär entepithelialisiert. Durch diese zweite zirkuläre Entepithelialisierung können die Hautfältelungen der Hautränder weiter reduziert werden.

In den nun runden äußeren Ring des neu entepithelialisierten Areals wird eine zweite fortlaufende Permanentnaht (z. B. Ethilon 3×0) gesetzt, die Fadenenden werden wieder versenkt. Die geraffte Haut wird abschließend exakt verteilt und mit einer kleinen Hautschere in eine exakte Rundung gebracht. Zuletzt kosmetische Wundrandadaptation.

Durch die Technik der Coriumdopplung sowie das Einbringen von zwei versetzten Permanentnähten wird die Gefahr der postoperativen Areolaverbreiterung minimiert; des Weiteren werden die Hautnähte entlastet, was sich günstig auf die Narbenbildung auswirkt.

◘ Abb. 2

Zur zusätzlichen Entlastung der Wundränder empfehlen wir ein postoperatives Tapen mit Steristrips für zwei Wochen sowie das Tragen eines Stütz-BHs für mindestens vier Wochen Tag und Nacht.

Sollte sich intraoperativ ein ungenügendes Straffungsergebnis zeigen, so muss der Schnitt vertikal subareolär im Sinne einer I-Technik erweitert werden. Diese Option muss bereits in das präoperative Aufklärungsgespräch einbezogen werden.

Weiterführende Tipps

❯ Brustdeformität, tubuläre, Kriterien zur Auswahl des Operationsverfahrens; ❯ Mammaaugmentation, epipektorale Präparation; ❯ Mammaaugmentation, submuskuläre Präparation; ❯ Mastopexie bei Mammaaugmentation, einzeitig

Literatur

Benelli LA (1990) A new periareolar mammoplasty: The round block technique. Aesth Plast Surg 14:93–100

Bostwick J (1990) Plastic and Reconstructive Breast Surgery. Quality Medical Publishing, St. Louis

Elliott LF (2002) Circumareolar mastopexie with augmentation. Clin Plast Surg 29:337–347

Grabb WC, Aston SJ, Smith JW (1997) Plastic Surgery. Lippincott Williams & Wilkins

Hedén P (2003) Plastic Surgery and You. Silander & Fromholtz Förlags AB

Hinderer UT (2001) Circumareolar dermo-glandular plication: a new concept for correction of breast ptosis. Aesthetic Plast Surg 25:404–420

Pitanguy J (1981) Aesthetic Plastic Surgery of Head and Body. Springer, Berlin Heidelberg New York

Mastopexie bei Mammaaugmentation, einzeitig

A. Becker

> **Ziel**
> Adäquate optimierte Brusthautresektion bei geplanter Mammastraffung zeitgleich mit Brustaugmentation durch Silikonimplantate.

> **Problem**
> Im Rahmen der präoperativen Planung sind die Maße der Hautresektion nicht genau abschätzbar, da die Brustfülle durch das Silikonimplantat noch fehlt.
> Intraoperativ ergibt sich die Schwierigkeit von Abweichungen der Brustform und Verziehungen der laxen Brusthaut infolge Lagerung der Patientin, selbst in halb sitzender Position.

Lösung und Alternativen

Präoperativ muss unbedingt die Markierung der neuen Mamillenposition und der Submammärfalten an der stehenden Patientin vorgenommen werden. Ebenso wird ein geschätztes, primär eher sparsameres Resektionsmuster eingezeichnet.

Der Zugang zur Implantattaschenpräparation (epipektoral oder submuskulär) empfiehlt sich über den lateralen Stegbereich, um eine inferiore und / oder kraniale Mamillenstielung für die Mastopexie zu erhalten.

Nach Abschluss der Brustaugmentation kann das Ausmaß der Hautresektion bzw. des zu entepithelialisierenden Hautareals bei liegendem Implantat genau festgelegt werden. Dies gelingt am besten durch Einschlagen der entsprechenden Hautareale und Fixierung gegeneinander mit Hautklammern. Diese „Probestraffung" sollte in halb sitzender Position der Patientin kontrolliert werden, um ein natürliches Ergebnis zu gewährleisten (Schwerkraft!).

Bei gutem Straffungseffekt wird entlang der Hautklammern eine Markierung mit einem Dermoskriptstift ausgeführt, ansonsten Korrektur der Probeklammerung mit entsprechender Nachzeichnung.

Nach Lösen der Hautklammern ist die Resektionsfigur sichtbar, die Straffung der Brust mit Kranialisierung der Mamille kann durchgeführt werden. Weitere intraoperativ indizierte Nachresektionen von Haut können jederzeit mit der Hautklammerungsmethode simuliert und abgeschätzt werden. Eine Modifizierung des Ergebnisses kann so ohne Risiko beurteilt werden.

Weiterführende Tipps

❯ Mammaaugmentation bei mäßiger Ptose und dünnem Weichteilmantel; ❯ Mammaaugmentation, epipektorale Präparation; ❯ Mammaaugmentation, präoperative Planung; ❯ Mammaaugmentation, Reaugmentation mit Logenwechsel; ❯ Mammaaugmentation, submammärer Zugang, Festlegung; ❯ Mammaaugmentation, submuskuläre Präparation; ❯ Mammastraffung, periareoläre; ❯ Nahttechniken, kosmetische, Kombination von intradermal und intrakutan

Literatur

Benelli LA (1990) A new periareolar mammoplasty: The round block technique. Aesth Plast Surg 14:93–100

Bostwick J (1990) Plastic and Reconstructive Breast Surgery. Quality Medical Publishing, St. Louis

Elliott LF (2002) Circumareolar mastopexie with augmentation. Clin Plast Surg 29:337–347

Grabb WC, Aston SJ, Smith JW (1997) Plastic Surgery. Lippincott Williams & Wilkins

Hedén P (2003) Plastic Surgery and You. Silander & Fromholtz Förlags AB

Hinderer UT (2001) Circumareolar dermo-glandular plication: a new concept for correction of breast ptosis. Aesthetic Plast Surg 25:404–420

Mang WL (1996) Ästhetische Chirurgie Bd I. Einhorn-Presse Verlag, Reinbek

Mang WL (1996) Ästhetische Chirurgie Bd II. Einhorn-Presse Verlag, Reinbek

Mang WL (2005) Manual of Aesthetic Plastic Surgery 2. Springer, Berlin Heidelberg New York

Pitanguy J (1981) Aesthetic Plastic Surgery of Head and Body. Springer, Berlin Heidelberg New York

Tebbetts JB (2001) A surgical perspective from two decades of breast augmentation: toward state of the art in 2001. Clin Plast Surg 28:425–434

Vrebos J (1976) Classification and treatment of the small ptotic breast. Trans 6th Int Congr IPRS, Paris, Masson 530

Mastopexie, inferiorer Mamillenstiel, Modifikation

A. Becker, M.S. Mackowski

Ziel
Optimale Bruststraffung mit dauerhafter Verlagerung von Brustgewebe nach kranial zur Formung des Dekolletees; Bildung einer guten Projektion und einer spannungsfreien gestielten Mamillentransposition bei Gewährleistung einer intakten Mamillendurchblutung.

Problem
Das oben genannte Ziel kann mit kranialen Mamillenstielungstechniken, insbesondere bei langem Jugulum-Mamillenabstand, oft nicht erreicht werden. Der inferiore Stiel muss so gewählt werden, dass Mobilität und Durchblutung der Mamille gleichermaßen gewährleistet sind.

Lösung und Alternativen

Analog zur Mammareduktionsplastik mit inferiorem Stiel erfolgt die Planung des T-förmigen Resektionsmusters und der Areolaposition sowie die subepidermale Infiltration von Tumeszenzlösung. Da bei der alleinigen Mastopexie der Stegbereich oft schmal ist und keine Brustgeweberesektion der lateralen und medialen kaudalen Dreiecke geplant ist, kann Stielbreite durch die komplette Entepithelialisierung des kaudalen horizontalen (submammären) Resektionsmusters gewonnen werden.

Zur Trennung der Resektionsfigur vom lateralen und medialen Brustpfeiler werden die Stegränder und die kranialen Ränder der submammären Resektionsfigur jeweils lateral und medial inzidiert. Die Schnittführung bis zur Pektoralisfaszie führt dann jeweils schräg unter die lateralen und medialen Pfeiler. Die Dicke der Subkutanschicht im Bereich der Pfeiler sollte dabei nicht unter 2 cm betragen.

Die spitz auslaufenden Enden der submammären Resektionsfigur werden umschnitten, das Corium exzidiert und Fettgewebe ausgedünnt, um einer Aufwerfung beim Wundverschluss entgegenzuwirken. Anschließend werden der laterale und mediale Pfeiler jeweils epifaszial weiter unterminiert, vergleichbar mit der Präparationsfläche zur Bildung einer Implantattasche.

Die Trennung des inferioren Stiels von den kranialen Brustanteilen wird zuerst senkrecht und dann zur Pektoralisfaszie schräg nach kranial verlaufend ausgeführt, um möglichst viele versorgende Gefäße in den Stiel mit einzuschließen. Die oberen Brustanteile werden ebenfalls epifaszial nach kranial (wie Implantattasche) gelöst.

Im Gegensatz zu dem Erstbeschreiber der Technik empfehlen wir eine weit nach kranial reichende Ablösung der Drüsenanteile, um eine gute Projektion der neuen Brust zu erreichen. Es ist eher eine moderate Überkorrektur anzustreben. Intraoperativ muss stets eine Abknickung, Abscherung oder Torquierung des Stiels vermieden werden.

Nach dem ersten Durchgang der Blutstillung erfolgt eine Probeformung mit provisorischer Hautklammerung. Am kranialen Stegende wird die neue Areolaposition mit Hilfe eines Mamillotoms exakt festgelegt, eher etwas kleiner, da nach Hautexzision das Areal durch die Hautretraktion größer wird.

Dann zweiter Durchgang der Blutstillung und Einlage einer Redondrainage, die von medial bogenförmig kranial um den Stiel verlaufend nach lateral geführt wird. Beim abschließenden zweischichtigen intradermalen und intrakutanen Hautverschluss muss eine versehentliche Fixierung des Stiels vermieden werden.

Die beschriebene Methode hat folgende Vorteile:

1. Durch die weite Mobilisation der Brustdrüse kann eine bessere kraniale Verlagerung der Brust erzielt werden, entsprechend zeigt sich auch mehr Fülle im Dekolletee. Das Straffungsergebnis ist „haltbarer".
2. Die Mamille kann am inferioren Stiel problemlos verlagert werden, insbesondere bei größerem Jugulum-Mamillen-Abstand, wo kraniale Stielungstechniken durch Stauchung des Mamillenstiels erschwert sind.
3. Die Mamillendurchblutung ist durch die breitere Stielbasis gesichert.

4. Die intraoperative endgültige Festlegung der Areolaposition und -größe ergibt eine exaktere Positionierung.

Weiterführende Tipps

▶ Mammareduktionsplastik, entscheidende präoperative Kriterien zur Wahl der Reduktionsmethode; ▶ Mammareduktionsplastik, inferiorer Mamillenstiel, Modifikation; ▶ Mammareduktionsplastik / Mastopexie, Sicherung des inferioren Mamillenstiels; ▶ Mammareduktionsplastik, narbensparende T-Technik; ▶ Mamillendurchblutungsstörung; ▶ Nahttechniken, kosmetische, Kombination von intradermal und intrakutan

Literatur

Bernard RW, Morello DC (1989) Inferior Pedicle Breast Reduction. In: Russell RC (ed) PSEF Instructional Courses, vol II. St. Louis

Georgiade NG et al. (1979) Reduction mammoplasty utilizing an inferior pedicle nipple-areola flap. Ann Plast Surg 3:211

Robbins TH (1977) A reduction mammaplasty with areola-nipple based on an inferior dermal pedicle. Plast Reconstr Surg 59:64–67

Nabeltransposition

A. Becker, M.S. Mackowski

> **Ziel**
> Versetzung des Bauchnabels bei Straffung der Bauchdecke.

> **Problem**
> Vor allem bei ausgeprägtem Hautüberschuss und dicker Fettschicht kann das Erreichen einer korrekten Nabelneuposition sowie eines natürlichen, ästhetisch ansprechenden Erscheinungsbilds bei gleichzeitiger Vermeidung von umbilikalen Durchblutungsstörungen problematisch sein.

Lösung und Alternativen

Der neue Nabel stellt eine wesentliche ästhetische Komponente jeder Bauchdeckenplastik dar und muss entsprechend exakt ausgearbeitet werden.

Die Auslösung des Nabels erfolgt zirkulär im Hautniveau, dann folgt die vorsichtige Präparation der Nabelschnalle bis auf Faszienniveau. Dabei sollte möglichst wenig Fettgewebe an der Nabelschnalle belassen werden, um postoperative Durchblutungsstörungen aufgrund eines Stealphänomens oder einer Kompression durch das verbliebene Fettgewebe zu vermeiden.

Je nach Länge bzw. Tiefe des Nabeltrichters ist dieser entsprechend zu kürzen, um eine Protrusion des Nabels infolge der neuen Weichteilsituation auszugleichen.

Zur Reinsertion des Nabels nach erfolgter Probestraffung wird zunächst die exakte Position in der Mittellinie durch Druck mit dem Finger von der Unterseite des Haut- / Fettlappens in Höhe der Faszienfixation der Nabelschnalle markiert. Dann wird dort die Bauchhaut umgekehrt v-för-

Abb. 1

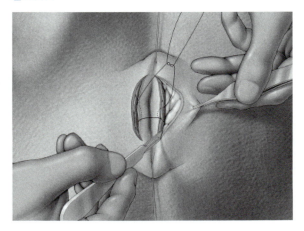

Abb. 2

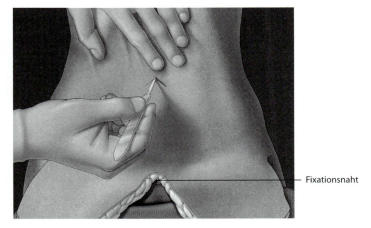

Fixationsnaht

mig inzidiert und das darunter liegende Fettgewebe stumpf gespreizt um einen freien Kanal für die Nabelschnalle zu schaffen.

Beim Vorziehen des Nabels muss eine Torquierung vermieden werden. Der Nabel wird nun im Hautniveau angepasst. Dazu wird am kaudalen Nabeltrichter ein dreieckiges Areal exzidiert, in welches der durch die umgekehrt v-förmige Inzision der Bauchdecke entstandene dreieckige Lappen eingepasst wird. Im kranialen Umfang wird ggf. eine zirkuläre Angleichung an die Öffnung in der Bauchhaut vorgenommen.

 Abb. 3

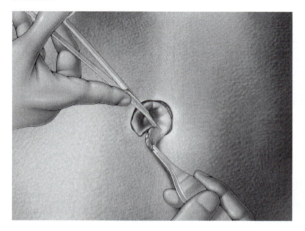

Die zweischichtige Hautadaptation schließt die Nabeltransposition ab. Diese Technik schafft einen natürlichen Aspekt des neuen Nabels mit weitgehend verdeckter Narbenbildung.

Weiterführende Tipps

 Abdominoplastik, Alternativen zur Vermeidung des T-Schnitts; Abdominoplastik, Indikationsstellung; Abdominoplastik, Operationstechnik

Literatur

Kurul S, Uzunismail A (1997) A simple technique to determine the future location of the umbilicus in abdominoplasty. Plast Reconstr Surg 100:753–754

Lee MJ, Mustoe TA (2002) Simplified technique for creating a youthful umbilicus in abdominoplasty. Plast Reconstr Surg 109:2136–2140

Mang WL (1996) Ästhetische Chirurgie Bd II. Einhorn-Presse Verlag, Reinbek

Mang WL (2005) Manual of Aesthetic Plastic Surgery 2. Springer, Berlin Heidelberg New York

Massiha H, Montegut W, Phillips R (1997) A method for reconstructing a natural-looking umbilicus in abdominoplasty. Ann Plast Surg 38:228–231

Nahttechniken, kosmetische, Kombination von intradermal und intrakutan

W.L. Mang, A. Becker

Ziel

Stabile und exakte Wundrandadaptation als Voraussetzung für eine unauffällige Narbenbildung, Vermeidung einer Stigmatisierung aufgrund einer durchgeführten Operation, insbesondere bei ästhetischen Eingriffen.

Problem

1. Eine unsachgemäße Nahttechnik führt zu Problemen in der Wundheilung sowie längerfristig zu Störungen der Narbenbildung.
2. Ein rein intrakutaner kosmetischer Wundverschluss zeigt bei Wundspannung keine ausreichende Wundstabilität mit Ausbildung von Wund- und Narbendehiszenzen. Die Intradermalnaht allein kann bei Wundspannung wiederum keine exakte Hautadaptation leisten.

Lösung und Alternativen

Zum kosmetischen Wundverschluss führen wir die intradermale und intrakutane Nahttechnik kombiniert aus. Bei der intradermalen Einzelnahttechnik soll eine stabile Zusammenführung der Wundränder sowie idealerweise ein bereits exaktes Zusammenliegen der Hautränder erreicht werden, um einerseits eine Wunddehiszenz zu vermeiden und andererseits als Vorbereitung für die Feinadaptation mittels der intrakutanen Naht zu wirken.

Es muss ausreichend Dermis gefasst werden, die Fadenenden und somit der Knoten kommen in der Tiefe zu liegen. Außerdem werden die Fäden möglichst kurz abgeschnitten, damit sie sich in der Resorptionsphase nicht durch die Haut drücken. Die oberen bogenförmigen Wundaus- und -einstiche werden möglichst subepidermal gesetzt. Zur exakten Hautadaptation wird der Faden zum Knoten mehrmals vor und zurück bewegt, um die Wundränder plan gegeneinander zu führen. Der Zug am kurzen Fadenende unmittelbar vor der Verknotung bewirkt eine optimale Einstellung der Wundrandniveaus im Sinne eines Höhenangleichs.

Die intrakutane fortlaufende Naht liegt subepidermal und wird exakt an den gegenüberliegenden Hauträndern ein- und ausgeführt. Der Beginn der Naht erfolgt mittels eines intradermalen Stichs, das kürzere Fadenende wird bis auf 1 mm abgeschnitten. Um am Nahtende einen störenden Knoten zu vermeiden, kann die Naht wenige Zentimeter zurückgeführt und schließlich der Faden im Hautniveau abgeschnitten werden.

Wir empfehlen Monocryl 3×0 für die intradermale Naht und Monocryl 4×0 für die intrakutane Naht.

Weiterführende Tipps

❯ Abdominoplastik, Operationstechnik; ❯ Brachioplastik, Präparation; ❯ Gesäßfalte, neue, Definition; ❯ Infraglutäale Straffung; ❯ Mammareduktionsplastik, inferiorer Mamillenstiel, Modifikation; ❯ Mammareduktionsplastik, lateraler Mamillenstiel nach SKOOG; ❯ Mammareduktionsplastik / Mastopexie, Sicherung des inferioren Mamillenstiels; ❯ Mammareduktionsplastik / Mastopexie, Wiederholungseingriffe; ❯ Mammareduktionsplastik, narbensparende T-Technik; ❯ Mastopexie bei Mammaaugmentation, einzeitig; ❯ Mastopexie, inferiorer Mamillenstiel, Modifikation; ❯ Oberschenkelstraffung, Operationstechnik

Narbenpflege, postoperative

W.L. Mang, M.S. Mackowski, I. Mertz

> **Ziel**
> Möglichst unauffällige Narben.

> **Problem**
> Durch ungenügende postoperative Narbenpflege kommt es nicht selten zu unschönen oder auch hypertrophen Narben, die vermeidbar gewesen wären.

Lösung und Alternativen

Die postoperative Narbenpflege ist im Bereich der plastisch-ästhetischen Chirurgie vor allem bei Eingriffen wie beispielsweise Mammaaugmentation, Mammareduktion / -straffung oder auch Abdominoplastik von entscheidender Bedeutung.

Mit der Narbenpflege kann eine Woche nach der Operation begonnen werden, nachdem die noch verbliebenen Pflaster entfernt wurden. Die Narben sollten drei bis vier Wochen lang zweimal täglich dünn mit Bepanthen® Augen-und-Nasen-Salbe eingecremt werden. Nach diesem Zeitraum ist davon auszugehen, dass die Wunde komplett verheilt ist, und es kann mit dem Auftragen des Dermatix®-Narbengels begonnen werden. Hierfür sollte die Narbe einmal täglich vorsichtig abgeduscht werden und anschließend das Narbengel dünn aufgetragen werden. Diese Behandlung kann zwei bis drei Monate fortgeführt werden. Sehr günstig für das schnellere Abflachen und Verblassen der Narben ist auch die Kompressionsbehandlung mit Steristrip®-Pflasterstreifen im Wechsel mit Dermatix®-Narbengel (4 Tage Pflaster, 3 Tage Gel). Wichtig ist auch, in dieser Zeit auf direkte Sonneneinstrahlung im Sinne von Sonnenbädern und Solarium zu verzichten, um eine möglichst unauffällige Narbenbildung zu gewährleisten.

Weiterführende Tipps

▶ Dog-ears, einzeitige Korrektur; ▶ Kapselfibrose, Prophylaxe; ▶ Keloidprophylaxe

Oberschenkelstraffung, Operationstechnik

M.S. Mackowski, A. Becker

Ziel

Symmetrische Beseitigung des überschüssigen Haut- / Fettmantels der Oberschenkelinnenseite.

Problem

1. Postoperativ wirken nach distal gerichtete Zugkräfte des Haut- / Weichteilmantels auf den gestrafften Oberschenkel. Bei unsachgemäßer Operationstechnik kann dies zu einem unbefriedigenden Ergebnis mit Absinken und Sichtbarwerden der eventuell auffälligen Narben und zu einer Verziehung der großen Labien führen.
2. Der erzielbare Straffungseffekt ist oft geringer als (von den Patienten) erwartet. Bei ausgeprägtem Befund kann ein zufrieden stellendes Resultat nur durch Inkaufnahme einer sichtbaren vertikalen Narbenerweiterung an der Oberschenkelinnenseite erreicht werden.

Lösung und Alternativen

Die Patientin wird in Rückenlage ohne Einsatz von Beinstützen gelagert, um eine intraoperative Mobilität mit verschiedenen Beinpositionierungen zu ermöglichen. Um das Thromboembolie- und Infektionsrisiko zu senken, wird eine perioperative Thromboseprophylaxe und Antibiose eingeleitet. Wahlweise kann ein Dauerkatheter zur Urinableitung prä- oder unmittelbar postoperativ gelegt werden.

Zuerst wird das Resektionsareal mit Tumeszenzlösung (auf 500 ml NaCl 0,9 % 1 mg Adrenalin 1 : 1000) infiltriert. Dabei werden pro Bein ca. 200–300 ml benötigt. Die Infiltration sollte nach distal soweit über die Resektionsgrenze hinausgehen, wie eine Mobilisierung des Haut- / Fettlappens geplant ist.

Nach Setzen der zuvor markierten proximalen Inzision folgt die Präparation auf der Adduktorenfaszie. Weiter proximal im Leistenbereich sollte eine dünne Fettschicht verbleiben, um Nerven und Gefäße zu schonen. Insbesondere muss bei der Präparation der Oberschenkelinnenseite auf den Erhalt der V. saphena magna geachtet werden. Der Haut- / Fettlappen wird nach distal circa 3–4 cm über die geplante Resektionslinie mobilisiert. Eine zu großzügige Mobilisation birgt die Gefahr von postoperativen Nekrosen.

◘ Abb. 1

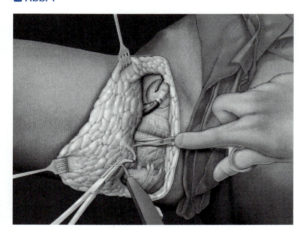

Anschließend wird der unterminierte Haut- / Fettlappen nach proximal gezogen, bei gleichzeitiger leichter Rotation nach ventral, und probeweise an den proximalen Wundrand fixiert. Dabei sollte keine Spannung entstehen. Es folgen schrittweise Inzisionen des Lappens unter genauer Prüfung der resultierenden Wundspannung bis die Inzisionspunkte an den proximalen Wundrand stoßen. Dann kann das überschüssige Gewebe abgesetzt werden. Nach der Lappenresektion können noch residuale Fettüberschüsse entfernt werden, anschließend sorgfältige Blutstillung.

Abb. 2

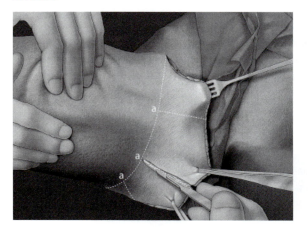

Abb. 3

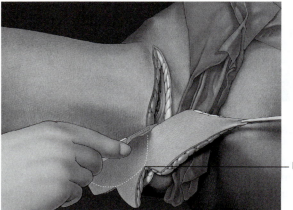

Key suture

Von größter Wichtigkeit ist die stabile Fixation des distalen Wundrands in der Tiefe, um ein sekundäres Absinken der Narben und ein Auseinanderziehen der großen Labien zu verhindern. Dazu wird die Fettfaszie entweder dynamisch an die Colles-Faszie oder statisch an das Periost des Os pubis und das Leistenband adaptiert. Wir verwenden Monocryl 2×0 Einzelnähte. Nach Einlage von je einer Redondrainage wird die Haut zweischichtig intradermal und intrakutan verschlossen (z. B. Monocryl 3×0 und 4×0). Abschließend können überschüssige dog-ears getrimmt werden.

Bei der vertikalen Straffung der Oberschenkelinnenseite wird eine keilförmige Exzision des überschüssigen Gewebes bis auf die Oberschenkelfaszie unter Beachtung des Verlaufs der V. saphena magna durchgeführt. Zur besseren Mobilisation werden die Haut- / Fettlappen jeweils 3–4 cm nach ventral und dorsal mobilisiert. Das halbmondförmige Resektionsmuster im Leistenbereich wird nach Möglichkeit verkleinert, vor allem der nach dorsal verlaufende Anteil kann dabei partiell mit dem vertikalen Wundrand vermittelt werden.

Unmittelbar postoperativ wird entweder eine Wicklung unter leichter Kompression vorgenommen oder bereits ein spezielles Kompressionsmieder angelegt.

Postoperativ wird die Patientin in leichter Hüftbeugung (20–30°) gelagert. Eine stärkere Abduktion der Oberschenkel muss vermieden werden. Die Patientin wird frühzeitig mobilisiert, Dauerkatheter und Redondrainagen werden am ersten postoperativen Tag entfernt, Thromboseprophylaxe sowie Antibiose noch für eine Woche fortgesetzt.

Um eine problemlose Wundheilung und Narbenbildung sowie ein gutes ästhetisches Ergebnis zu gewährleisten, wird die Patientin bezüglich hygienischer Maßnahmen (Abduschen der Wundbereiche nach jedem Toilettengang, ggf. Sprühdesinfektion), spezieller Narbenpflege und Verhaltensmaßregeln (Tragen eines Mieders, Vermeiden stärkerer Abduktionsbewegungen für 4 Wochen) instruiert.

Weiterführende Tipps

❯ Dog-ears, einzeitige Korrektur; ❯ Infraglutäale Straffung; ❯ Nahttechniken, kosmetische, Kombination von intradermal und intrakutan; ❯ Oberschenkelstraffung, präoperative Planung

Literatur

Candiani P, Campiglio GL, Signorini M (1995) Fascio-fascial suspension technique in medial thigh lifts. Aesth Plast Surg 19:137–140

Lockwood T (1993) Lower body lift with superficial fascial system suspension. Plast Reconstr Surg 92:1112–1122

Mang WL (1996) Ästhetische Chirurgie Bd I. Einhorn-Presse Verlag, Reinbek

Mang WL (1996) Ästhetische Chirurgie Bd II. Einhorn-Presse Verlag, Reinbek

Mang WL (2005) Manual of Aesthetic Surgery 2. Springer, Berlin Heidelberg New York

Pitanguy J (1981) Aesthetic Plastic Surgery of Head and Body. Springer, Berlin Heidelberg New York

Schultz RC, Feinberg LA (1979) Medial thigh lift. Ann Plast Surg 2:404–410

Oberschenkelstraffung, präoperative Planung

M.S. Mackowski, A. Becker

Ziel

Operative Straffung des oberen Drittels bis maximal zwei Drittel der Oberschenkelinnenseite bei deutlicher Cutis laxa.

Problem

Gerade im Hinblick auf Oberschenkelstraffungen sind die Erwartungen der Patienten oft unrealistisch. Eine korrekte Indikationsstellung und exakte präoperative Planung durch einen erfahrenen Operateur sind Voraussetzungen für das Erreichen eines adäquaten Operationseffekts mit möglichst wenig Komplikationen. Auch bei korrekter Operationstechnik können die Narben sichtbar und somit störend sein.

Lösung und Alternativen

Eine eingehende Patientenaufklärung ist bei diesem Eingriff von besonderer Wichtigkeit. Den Patienten muss klar sein, dass in den meisten Fällen nur das obere innere Drittel (maximal zwei Drittel) des Oberschenkels gestrafft werden können. Des Weiteren muss der Narbenverlauf sowie mögliche assoziierte Probleme, wie das Absinken der Narben oder ein Auseinanderziehen der Schamlippen, besprochen werden.

Die Indikation zur Oberschenkelstraffung ergibt sich bei schlaffem Hautüberschuss, ggf. mit zusätzlicher lokaler Fettdeformität. Der Befund sollte so ausgeprägt sein, dass ein ausgedehnter Narbenverlauf gerechtfertigt ist. Eine adjuvante intraoperative Liposuktion kann zur Entfernung von Fettpolstern eingesetzt werden, die Anwendung sollte jedoch möglichst schonend erfolgen, um eine postoperative Nekrosegefahr zu minimieren.

Zeigen sich typische girlandenförmig hängende Hautpartien vornehmlich im oberen inneren Oberschenkeldrittel, so wird eine halbmondförmige Resektion geplant.

Die Einzeichnung erfolgt an der stehenden Patientin. Die Inzisionslinie verläuft zunächst <u>oberhalb</u> der Inguinalfalte, um ein gewisses Maß des postoperativen Absinkens der Narbe auszugleichen und wird dann entlang der Schenkel-Dammbeuge zur Infraglutäalfalte fortgesetzt.

Zur Straffung des dorsomedialen Oberschenkelbereichs erreicht die Markierung das mediale Drittel der Infraglutäalfalte. Im Rahmen einer gleichzeitigen Gesäßstraffung wird eine entsprechende Erweiterung der Resektionslinien vorgenommen. Eine intraoperative Drehung der Patientin in die Bauchlage muss in diesem Fall eingeplant werden.

◘ Abb. 1

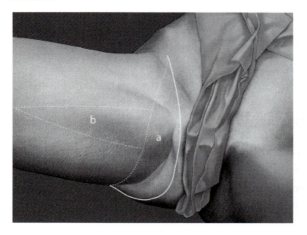

Bei Vorliegen eines massiven Hautüberschusses besteht die Indikation zur zusätzlichen vertikalen Keildermolipektomie, was aufgrund der sichtbaren Narben mit der Patientin genauestens besprochen und exakt dokumentiert werden muss.

Bei der vertikalen Schnitterweiterung an der Oberschenkelinnenseite bis oberhalb des Knies kann die bogenförmige proximale Resektion weniger ausgedehnt ausfallen.

Weiterführende Tipps

▶ Infraglutäale Straffung; ▶ Liposuktion, Oberschenkel, Knie; ▶ Oberschenkelstraffung, Operationstechnik

Literatur

Candiani P, Campiglio GL, Signorini M (1995) Fascio-fascial suspension technique in medial thigh lifts. Aesth Plast Surg 19:137–140

Lockwood T (1993) Lower body lift with superficial fascial system suspension. Plast Reconstr Surg 92:1112–1122

Mang WL (1996) Ästhetische Chirurgie Bd I. Einhorn-Presse Verlag, Reinbek

Mang WL (1996) Ästhetische Chirurgie Bd II. Einhorn-Presse Verlag, Reinbek

Mang WL (2005) Manual of Aesthetic Surgery 2. Springer, Berlin Heidelberg New York

Pitanguy J (1981) Aesthetic Plastic Surgery of Head and Body. Springer, Berlin Heidelberg New York

Schultz RC, Feinberg LA (1979) Medial thigh lift. Ann Plast Surg 2:404–410

Otoplastik, Anthelixplastik, Concha-Präparation

W.L. Mang, I. Mertz

Ziel
Durch Entfernung des Conchaknorpels in toto wird eine Anlegung des Ohrs an das Mastoid erreicht.

Problem
Durch unsachgemäße Mobilisierung bzw. Resektion des Conchaknorpels kann es zu unschönen Hautstufen und Falten kommen, wodurch das kosmetische Ergebnis beeinträchtigt wird.

Lösung und Alternativen

Um die Concha exakt zu präparieren, erfolgt zunächst die Markierung mit feinen 30 G-Kanülen. Die Planung der Concharesektion erfolgt von der Ohrmuschelvorderfläche. Dazu werden zwei bis drei feine Injektionsnadeln exakt im 90°Grad-Winkel entlang des Umschlagwinkels der Concha zur Anthelix eingestochen.

Als anatomische Pfeiler dienen cranial das Crus anterius und caudal der Antitragus. Die mittlere Nadel wird in der Regel an der Stelle der stärksten Conchavorwölbung platziert. Nun setzt der Operateur mit der linken Hand den kurzen Zweizinker ein und markiert mit einem sterilen Stift spiegelbildlich auf der Dorsalfläche das zu resezierende Conchaareal. Nach dieser Schnittrandmarkierung können die Injektionsnadeln wieder entfernt werden.

Zur Inzision des Conchaknorpels setzt der Operateur nun erneut den Rollhaken mit der linken Hand in den oberen Schnittrand ein und zieht die Ohrmuschel senkrecht nach cranial. Den Mittelfinger der gleichen Hand benutzt er für den Knorpelschnitt als Federlager, in dem er mit ihm von der Vorderfläche aus die Concha nach dorsal luxiert. Dadurch lässt sich der

Otoplastik, Anthelixplastik, Concha-Präparation 251

◘ Abb. 1

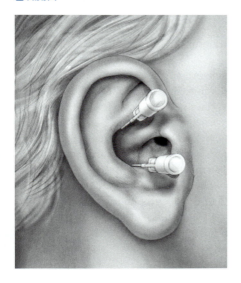

◘ Abb. 2

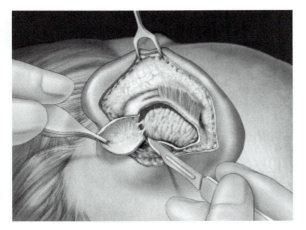

Knorpel schonend inzidieren und gleichzeitig besteht ein Schutz vor zu tiefer Inzision durch die Haut der Ohrmuschelvorderfläche. Der Knorpel kann nun leicht in einem Zug mit der 15er Klinge durchtrennt werden, d. h. entlang der Schnittrandmarkierung wird der Conchaknorpel umschnitten.

Anschließend erfolgt die stumpfe Abpräparation des Knorpels von der Haut der Vorderfläche der Concha mit der feinen Präparierschere. Sollte es doch zu einer Perforation der Haut gekommen sein, kann diese problemlos mit einer 6/0 Hautnaht verschlossen werden. Die Mobilisierung des Conchaknorpels muss bis in den Bereich des Gehöreingangs und der Großhelices erfolgen, um ein gutes kosmetisches Ergebnis zu erreichen und unschönen Hautstufen und Falten vorzubeugen.

Nach kompletter Mobilisierung der Concha übernimmt der Assistent den Rollhaken, damit der Operator den Conchaknorpel mit der Edson-Braun-Pinzette breitbasig fassen und nach dorsal ziehen kann, um ihn mit der 15er Klinge an seiner Basis abzusetzen, d. h. der Conchaknorpel wird in toto entfernt.

Zusätzlich werden Bindegewebsbrücken und, falls notwendig, wird Gewebe des M. auricularis posterior entfernt, damit der Conchapol spannungslos nach dorsal rotiert.

Es folgen einige Feinkorrekturen, in dem der Operator die Knorpelüberhänge mit einer feinen Klemme crasht, um kantigen Übergängen vorzubeugen.

Es ist jetzt bereits zu erkennen, dass die Spannung des Knorpels der Ohrmuschel deutlich geringer geworden ist. Das Ohr legt sich bereits fast von alleine an das Mastoid an.

Weiterführende Tipps

> Otoplastik, Anthelixplastik, präoperative Planung

Otoplastik, Anthelixplastik, Exposition der Knorpelrückfläche

W.L. Mang, I. Mertz

Ziel
Ziel ist das spannungslose Anlegen des Ohrs.

Problem
Werden nicht sämtliche Gewebebrücken durchtrennt, so kann es zu Spannungen kommen, die das spätere Ergebnis beeinträchtigen.

Lösung und Alternativen

Es schließt sich die komplette epiperichondrale Mobilisierung der Haut der Dorsalseite der Ohrmuschel an. Die Grenze nach ventral stellt dabei der Helixrand dar, während nach dorsal das Periost des Planum mastoideum erreicht werden sollte.

Der M. auricularis posterius wird dargestellt und durchtrennt. Die sich hier befindende A. auricularis posterius wird koaguliert oder unterbunden. Es ist auf eine komplette Unterminierung der Dorsalfläche der Ohrmuschel zu achten, d. h. sämtliche Gewebebrücken sind zu durchtrennen.

Weiterführende Tipps

> Otoplastik, Anthelixplastik, präoperative Planung

Otoplastik, Anthelixplastik, Formung der neuen Anthelix

W.L. Mang, I. Mertz

Ziel
Ziel ist die spannungslose Einstellung der neuen Anthelix, was durch zusätzliche Einritzungen auf der Knorpelvorderfläche unterstützt wird.

Problem
Es muss darauf geachtet werden, dass die Haut der Ohrmuschelvorderfläche nicht verletzt wird und dass nicht zu viel Spannung bei der Formung der neuen Anthelix entsteht.

Lösung und Alternativen

Dazu werden am äußeren Helixrand erneut zwei bis drei kleine Injektionsnadeln von der Ohrmuschelvorderfläche aus in der Linie der später zu formenden Ohrmuschel eingestochen. Die Lokalisation der Nadeln richtet sich nach dem Ausmaß der gewünschten Anthelixwölbung und -rückverlagerung. Eine Nadel wird in der Scapha im oberen Ohrmuscheldrittel platziert, während die zweite Nadel caudal davon im medialen Drittel gesetzt wird.

Nun zieht der Operateur erneut die Ohrmuschel mit dem Rouhaken nach caudal und markiert die Resektionsgrenzen mit dem sterilen Stift von dorsal. Jetzt kann er problemlos mit der 15er Klinge den Knorpel von dorsal bogenförmig inzidieren, und zwar in der Markierungslinie, ohne die Haut der Vorderfläche zu perforieren.

Nach Entfernung der Injektionsnadeln wird die neu zu formende Anthelixrolle mit der stumpfen Präparierschere vollständig mobilisiert und die Haut der Ohrmuschel komplett abgelöst. Dadurch erhält man einen völlig mobilen Knorpellappen, so dass sich die neue Form der Anthelix spannungsfrei einstellt.

Otoplastik, Anthelixplastik, Formung der neuen Anthelix

Abb. 1

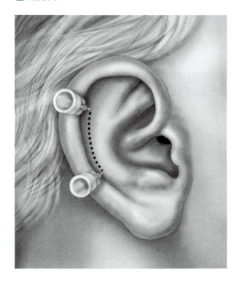

Abb. 2

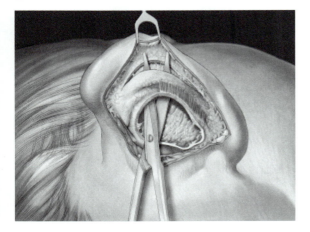

Eine Verletzung der Haut der Ohrmuschelvorderfläche vermeidet man dadurch, dass man streng subperichondral inzidiert und präpariert.

Zur Optimierung der spannungslosen Einstellung der neuen Anthelix wird zusätzlich die Vorderseite des Knorpels mit der 15er Klinge bogen- und kreuzförmig (cross-hatching) eingeritzt. Dazu hält der Assistent die Ohrmuschel mit dem Rollhaken nach cranial. Der Operateur fasst mit der Edson-Braun-Pinzette die Anthelix und ritzt diese bogen- und kreuzförmig mit vielen kleinen Inzisionen ein. Dabei ist darauf zu achten, dass das Ritzen nur oberflächlich durchgeführt wird, um sichtbaren Knorpelkanten auf der Ventralseite vorzubeugen. Zusätzlich können sowohl die Vorder- als auch die Dorsalseite der Anthelix noch ausgedünnt und von Bindegewebe befreit werden.

◘ Abb. 3

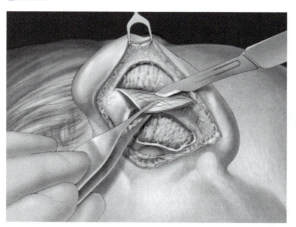

Weiterführende Tipps

❯ Otoplastik, Anthelixplastik, Standardtechnik

Otoplastik, Anthelixplastik, Knorpelnähte

W.L. Mang, I. Mertz

Ziel
Um eine spannungslose Einstellung, eine optimale Anthelixwölbung und einen korrekten Concha-Mastoidwinkel zu erreichen, können bei dickerem Knorpel zusätzlich Knorpelnähte notwendig sein.

Problem
Jede Naht im Ohrknorpel birgt eine gewisse Infektionsgefahr in sich, weshalb bei dünnem, spannungslosen Knorpel darauf verzichtet werden sollte.

Lösung und Alternativen

Falls der neu geformte Knorpel der Anthelix sehr dünn ist und sich spannungslos einstellt, sind keine Knorpelnähte notwendig. Ziel jeder Anthelixplastik ist es, möglichst auf Knorpelnähte zu verzichten, da jede Naht im Ohrknorpel eine Infektionsgefahr in sich birgt. Bei dickerem Knorpel kann jedoch auf eine Knorpelnaht mit 4/0 PDS nicht verzichtet werden. Dabei muss senkrecht zum Knorpel eingestochen werden, um ein Ausreißen zu vermeiden. Des Weiteren ist darauf zu achten, die Nähte so zu platzieren, dass eine kosmetisch und anatomisch korrekte Form der Anthelix entsteht. Je nach Spannung erfolgen ein bis zwei Nähte.

Eine Fixierung des Unterrands der Concha auf dem Mastoid ist in der Regel nicht notwendig. Nur wenn das spannungslose Einstellen dieser Region durch Ausdünnung nicht ausreichend gelingt, kann eine Fixierungsnaht mit 4/0 PDS erfolgen. Dazu wird der Concharest mit dem Periost des Mastoids vernäht. Diese Naht sollte nicht zu nahe am Gehörgangeingang erfolgen, um einer Gehörgangsstenose vorzubeugen. Der Concha-Mastoidwinkel wird auf 30 Grad eingestellt. Feinkorrekturen im Bereich des Tragus und Antitragus können jetzt noch vorgenommen werden.

Die gesamte Ohrmuschel hat sich jetzt spannungslos eingestellt, die gewünschte Anthelixwölbung ist erreicht, der Concha-Mastoidwinkel stimmt.

Sollte der Lobulus auriculae noch kosmetisch störend abstehen, muss nach Prüfung der knorpeligen Rückstellkraft entweder die Cauda helicis quer durchtrennt werden, oder es genügt eine YV-Plastik im Rahmen des Hautverschlusses an der Rückseite des Ohrläppchens. Hierdurch erzielt man gleichzeitig eine Verkürzung des Lobulus.

◘ Abb. 1

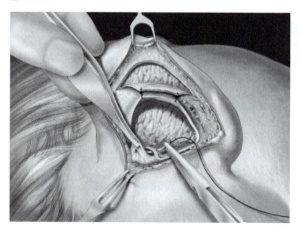

Weiterführende Tipps

❯ Otoplastik, Anthelixplastik, Formung der neuen Anthelix

Otoplastik, Anthelixplastik, präoperative Planung

W.L. Mang, I. Mertz

Ziel
Ein optimales ästhetisches und funktionelles Ergebnis setzt eine exakte präoperative Planung voraus.

Problem
Aufgrund der unterschiedlichen Dicke und Dichte des Ohrknorpels sowie variierender Größe, Form und Lage der Ohrmuschel muss die präoperative Planung unter Wissen der Anatomie des äußeren Ohrs exakt erfolgen.

Lösung und Alternativen

Unser OP-Standard setzt sich aus folgenden 11 Punkten zusammen:

1. chirurgische Planung
2. Anzeichnung
3. Anästhesie
4. retroaurikuläre Inzision und Hautresektion
4. Freilegung der dorsalen Ohrmuschel
5. Präparation und Knorpelexzision aus der Concha
6. Neuformung der Anthelix
7. Rückverlagerung der Ohrmuschel nach Verkleinerung und Neuformung, Knorpelnähte
8. Anlegen des Lobulus auriculae
9. retroaurikulärer Verschluss
10. Verband

Die Planung erfolgt an der Ohrmuschelvorderfläche, die Ausführung an der Rückfläche!

Nach der bereits ausführlich beschriebenen chirurgischen Planung erfolgt die Anzeichnung der Schnittführung. Je nach Ausmaß der abstehenden Ohrmuschel wird eine entsprechend große Hautsichel retroaurikulär angezeichnet. Dabei ist auf eine helixferne Lage (etwa 1 cm Abstand zur Ohrumschlagfalte, der späteren Schnittführung) zu achten, um eine gute Narbenbildung zu erreichen. An der Dorsalfläche des Lobulus läuft die Anzeichnung dreiecksförmig aus, um später eine gute Adaptation des Ohrläppchens zu erzielen.

Nach beidseitiger Anzeichnung erfolgt die Lokalanästhesie. Von der Umschlagfalte wird die Ohrmuschelrückfläche fächerförmig mit etwa 10 ml Lidocain cum Adrenalin infiltriert. Weitere 5 ml werden von ventral in die Concha infiltriert. Dadurch erreicht man eine exakte Separierung von Haut und Perichondrium. Dies ist auch gleichzeitig eine Vorpräparation. Die sensiblen Äste von N. vagus und N. auriculo-temporalis können zusätzlich vor dem Tragus infiltriert werden.

Weiterführende Tipps

❯ Otoplastik, Anthelixplastik, Standardtechnik

Otoplastik, Anthelixplastik, Schnittführung

W.L. Mang, I. Mertz

Ziel
Um ein optimales ästhetisches und funktionelles Ergebnis zu erreichen, muss auf eine korrekte Schnittführung geachtet werden.

Problem
Wird die Schnittführung unsachgemäß durchgeführt, kann daraus ein unbefriedigendes Ergebnis resultieren.

Lösung und Alternativen

Der Operateur zieht mit Daumen und Zeigefinger der linken Hand die Ohrmuschel senkrecht nach cranial und führt die Schnittführung mit der 15er Klinge exakt nach den eingezeichneten Punkten aus. Er beginnt an der Fläche des Lobulus und endet so weit cranial, um die Crura anthelicis bei der späteren Präparation gut zu erreichen. Der so umschnittene ovaläre Hautlappen wird nun mit der 15er Klinge scharf unter Erhalt des Perichondriums exzidiert. Dazu zieht der Assistent den Ohrmuschelrand mit dem langen Zweizinker nach cranial.

Weiterführende Tipps

- Otoplastik, Anthelixplastik, Standardtechnik

Otoplastik, Anthelixplastik, Standardtechnik

W.L. Mang, I. Mertz

Ziel

Ziel ist die Schaffung normaler Verhältnisse unter Vermeidung von Überkorrekturen („angeklebte Ohren"), d. h. Verkleinerung des Winkels zwischen Ohrmuschel und Schädel auf etwa 15 Grad. Die normale Form des Ohrs muss beibehalten bzw. geschaffen werden. Eine glatt gerundete Helixform ohne Konturunregelmäßigkeiten sowie eine deutliche Anthelixfalte müssen entstehen.

Problem

Von ausschlaggebender Bedeutung für ein optimales Ergebnis ist die genaue Analyse des zugrunde liegenden Problems. Hierfür sind exakte Kenntnisse der Anatomie des äußeren Ohrs erforderlich. Im Verlauf des letzten Jahrhunderts wurden viele Einteilungen bezüglich der Klassifikation der Ohrmuschelmissbildungen erstellt. Eine sinnvolle Einteilung wurde u. a. von Tanzer (1962) erstellt:
1. Anotie
2. komplette Hypoplasie (Mikrotie):
    1. mit Atresia auris congenita
    2. ohne Atresia auris congenita
3. Hypoplasie des mittleren Drittels der Ohrmuschel
4. Hypoplasie des oberen Drittels der Ohrmuschel:
    a. Tassen- und Hängeohr
    b. Kryptotie
    c. Hyperplasie bei vollständiger oberer Ohrmuschel
5. abstehende Ohrmuschel

Maße der normalen Ohrmuschel

a) Beim normalen Ohr beträgt der Winkel zwischen Ohr und Planum mastoideum etwa 30 Grad, der Abstand der Helixvorderkante zum Mastoid unter 20 mm.
b) Die Ohrachse liegt gegenüber der Profilachse zwischen 15 und 25 Grad nach dorsal geneigt.
c) Die durchschnittlichen Abstände der Helixvorderkante zum Mastoid betragen an der oberen Ohrmuschel 17–19 mm, an der mittleren Ohrmuschel 18–20 mm, an der unteren Ohrmuschel 14–16 mm.

Ursachen und Maße der abstehenden Ohrmuscheln

Die Apostatis otum ist eine hereditäre Fehlbildung, die dominant vererbt wird. Eine familiäre Häufung ist bekannt. Allerdings können auch exogene Ursachen unbekannter Ätiologie zur abstehenden Ohrmuschel führen (einseitig oder beidseitig).

Bei einer abstehenden Ohrmuschel beträgt der Helix-/Mastoidabstand mehr als 20 mm, der Winkel zwischen Ohrachse und Mastoidebene mehr als 30 Grad sowie der Concha-Scapha-Winkel mehr als 90 Grad. In der Regel erkennt man an der abstehenden Ohrmuschel eine Anthelixabflachung bis zum Fehlen der Anthelix mit Abflachung im Bereich des Crus inferius oder beider Crura.

Lösung und Alternativen

Die ersten Versuche der Anthelixrekonstruktion erfolgten Ende des 19. Jahrhunderts durch Keen. Die modernen Anthelixplastiken definieren sich durch ihren Zugang von anterior oder posterior sowie durch ihre Technik der Knorpelbearbeitung und Auffaltung. Wir unterscheiden hier drei Grundprinzipien:

1. Methode nach Stenström (1963). Diese Methode entspricht einer reinen anterioren Ritztechnik. Stenström konnte nachweisen, dass der

elastische Ohrknorpel nach Ritzung sich konvex zur Gegenseite verbiegt. Über einen posterioren Zugang zur anterioren Anthelix durch die Scapha riffelte Stenström den oberen Teil der Anthelix sowie die beiden Crura blind. Dazu verwendete er spezielle Ritzinstrumente, z. B. eine aus der Nasenchirurgie gebräuchliche Raspel.

2. Mustarde entwickelte im Jahre 1960 eine reine Nahttechnik unter Benutzung der Kenntnisse von Morestin und Luckett. Über eine rückwärtige Inzision und schmale Hautexzision erfolgte die Präparation der posterioren Haut zur Helix bis in den Sulcus. Dann markierte er die Lage der Falten mit Farbpunkten und Nadeln nach Abpräparation der posterioren Haut. Schließlich erfolgt das Legen und Knüpfen der Fäden (z. B. 4/0 Merclene). Der Wundverschluss erfolgte via Kutannaht. Converse entwickelte 1955 aus der Methode nach Becker eine kombinierte Schnitt- / Naht-Technik. Diese Technik ist wohl die bis heute am häufigsten angewendete Technik der Anthelixplastik. Hierbei wird die fehlende Anthelix sowie das Crus superius aufgefaltet und bei Bedarf die Concha verkleinert. Beckers Prinzip war die Ohrmuschelformung durch parallele Knorpeldurchtrennungen und das anschließende Anlegen von Haltefäden. Zuletzt führte er die dorsale Hautexzision durch. Diese Technik ist bei den meisten Typen der abstehenden Ohrmuscheln anwendbar und in der Regel von gutem kosmetischen Ergebnis. Bei halbmondförmiger Knorpelexzision sollte die anteriore Haut bis in den Gehörgang abpräpariert werden, um anteriore Hautfalten zu vermeiden.

3. Als unser Standardverfahren der Otoplastik hat sich die Kombination der Methoden von Stenström und Converse bewährt, natürlich mit Anpassung an die entsprechende individuelle Missbildung der Ohrmuschel. Indikationen für diese Methode sind außerhalb des Normbereichs liegende Concho-Mastoidwinkel, Scapha-Concha-Winkel, ein seitliches Abstehen der Helix sowie ungewöhnliche Größe des Cavum conchae. Bei den präoperativen Betrachtungen ist zu beachten, dass minimale Korrekturen oft schwierig bis unmöglich sind. Die bestehene Anomalie der Ohrmuschel ist meist beidseits unterschiedlich stark ausgeprägt und sollte entsprechend harmonisiert werden. Der Eingriff erfolgt in der Regel in Lokalanästhesie und ambulant, so dass der Patient nach einigen Stunden bereits wieder nach Hause entlassen werden

kann. Bei Schmerzen oder Pochen im Ohr muss sofort der Arzt informiert werden. Nach acht Tagen wird der Kopfverband abgenommen und die Fäden werden entfernt. Anschließend ist es wichtig, dass der Patient vier Wochen lang nachts ein Stirnband trägt und auch tagsüber das Ohr schont. Das Haarewaschen soll sehr vorsichtig erfolgen, damit das Ohr nicht abgeknickt und die Wunde zu sehr tangiert wird. Etwa drei Monate sollte das Ohr vor intensiver Sonneneinstrahlung geschützt werden. Auch Saunagänge sind in dieser Zeit zu vermeiden. Wie bei allen anderen Eingriffen vergehen auch hier sechs Monate, bis eine völlige Abheilung erreicht ist. Als Kontraindikationen haben sich im Wesentlichen sog. minimalste Anomalien der Ohrmuschel dargestellt. Hier besteht meist eine psychische Überlagerung des Patienten. Des Weiteren kontraindiziert sind solche Operationen bei Neigung zu hypertrophen Narben bzw. Keloiden bzw. die allgemeine Abwehrschwäche in Folge einer HIV-Infektion, eines Diabetes, einer Cortisontherapie, etc.

Die präoperative Diagnostik sollte die Fotodokumentation in frontaler, schräger, seitlicher und dorsaler Ansicht enthalten. Vor dem operativen Eingriff müssen sowohl der Patient als auch seine Eltern über die möglichen Komplikationen der bevorstehenden Operation aufgeklärt werden. Otoplastiken sollten in der Regel zwischen dem 5. und 7. Lebensjahr durchgeführt werden, sprich vor der Einschulung. Bis zum 10. Lebensjahr führen wir diese Eingriffe in der Regel in Intubationsnarkose durch, bei Rezidiveingriffen bzw. starken Vernarbungen, aufwändigen Rekonstruktionen oder einer zu erwartenden langen Operationsdauer, auch bei älteren Patienten. In allen anderen Fällen wird diese Operation in Lokalanästhesie durchgeführt, unter Benutzung von etwa 15 ml Lidocain cum Adrenalin (1 : 200.000 pro Ohr). Die Infiltration erfolgt in der Regel von der Dorsalfläche der Ohrmuschel als auch von ventral in den Bereich der Scaphum conchae. Bei Bedarf erfolgt auch eine Vagus- und Auriculo-temporalis-Blockade über ein Depot vor dem Tragus.

Weiterführende Tipps

> Otoplastik, Anthelixplastik, präoperative Planung

Literatur

Converse JM, Nigro A, Wilson FA, Johnson N (1955) A technique for surgical correction of lop ears. Plast Recontr Surg 15:411–418

Mang WL (1984) Modifikationen bei der Anthelixplastik und der Nasenkorrektur sowie Möglichkeiten der Kollagen-Injektion. Laryng Rhinol Otol 63:323–329

Schwab W (1994) Atlas der Kopf-Hals-Chirurgie. Kohlhammer, Stuttgart

Stenström SL (1963) A natural technique for correction of congenitally prominent ears. Plast Reconstr Surg 32:509–518

Tanzer RC (1962) The correction of prominent ears. Plast Reconstr Surg 30:236

Weerda H (1988) Reconstructive surgery of the auricle. Fac Plast Surg 5:399

Otoplastik, Anthelixplastik, Verband

W.L. Mang, I. Mertz

Ziel
Durch einen optimal anmodellierten Ohrverband wird eine komplikationslose Ausheilung gewährleistet.

Problem
Zu viel Druck oder eine unsachgemäße Modellierung schaden der Ausheilung.

Lösung und Alternativen

Der Verband ist wichtig für die Feinmodellierung und komplikationslose Ausheilung. Deshalb wird ein mit antibiotischer Salbe getränkter Gazestreifen exakt in die neu formierten, anatomischen Strukturen der Ohrmuschel antamponiert. Dabei darf keinerlei Druck auf das Ohr ausgeübt werden. Die getränkte Tamponade muss homogen ausgestrichen werden.

Der Gehörgang wird durch einen kleinen Ohrpfropfen geschützt. Auch der retroaurikuläre Schnittbereich muss ausmodelliert werden, um ein Widerlager für die Konturen der Vorderseite der Ohrmuschel zu schaffen. Anschließend wird das Ohr mit einer feuchten Kompresse ausgedrückt und nochmals modelliert.

Es folgt das Auflegen einer eingeschnittenen Ohrkompresse als Polster, bevor eine weitere Kompresse locker darüber gelegt wird. Dieser Verband wird mit einer Klebefolie fixiert, um auch bei Drehbewegungen des Kopfs ein Verrutschen zu verhindern. Darüber wird ein Zinkleimkopfverband angelegt, alternativ benutzt man hier elastische Binden.

Dieser Verband hat keinerlei redressierende, sondern lediglich eine schützende Wirkung gegen Infektionen, Schläge, Ziehen und Reißen. Dieser Verband wird für acht Tage unter oraler Antibiose belassen.

Weiterführende Tipps

▶ Hals- / Wangen-Lifting, Verband und postoperative Nachsorge

Otoplastik, Anthelixplastik, Wundverschluss

W.L. Mang, I. Mertz

> **Ziel**
> Ziel ist die völlig spannungslose Adaptation der Wundränder.

> **Problem**
> Es muss auf ein identisches Vorgehen auf beiden Seiten geachtet werden, um eine optimale Symmetrie zu erreichen. Der Concha-Mastoidwinkel kann durch die spannungslose Hautnaht nicht mehr korrigiert werden.

Lösung und Alternativen

Der Verschluss erfolgt in der Regel zweischichtig subkutan mit 4/0 PDS. Darüber wird die Haut völlig spannungsfrei mit 5/0 Einzelknopfnähten verschlossen. Als Alternative kann ein intrakutaner, fortlaufender Hautverschluss mit 6/0 PDS erfolgen. Dies hat vor allem bei Kindern den Vorteil, dass die Naht nicht entfernt werden muss.

Ein kosmetischer Unterschied besteht unter der Voraussetzung, dass völlig spannungslos genäht wird, jedoch nicht.

Einen bei der Präparation nicht korrekt eingestellten Concha-Mastoidwinkel kann man durch die Hautnaht nicht mehr korrigieren. Auch ein redressierender Verband kann das Ergebnis nicht mehr verbessern.

Das identische Vorgehen auf der Gegenseite ist unabdingbar für ein perfektes ästhetisches Ergebnis. Allerdings besteht im Vorfeld meist eine Asymmetrie beider Ohren, die natürlich bei der OP-Planung und -Durchführung berücksichtigt werden muss. Eine Rasur der Kopfhaare ist nicht erforderlich.

Weiterführende Tipps

◗ Kälteanwendung; ◗ Keloidprophylaxe

Schmerztherapie, postoperative

W.L. Mang, M.S. Mackowski, I. Mertz

Ziel
Reduktion der perioperativen Stressantwort des Patienten durch effektive postoperative Schmerztherapie, was eine frühe Mobilisierung und verkürzte Krankenhausaufenthalte ermöglicht.

Problem
Sehr individuelles Schmerzerleben.

Lösung und Alternativen

Jeder Patient muss während seines gesamten Klinikaufenthalts bezüglich seiner Schmerzen überwacht werden:

- präoperativ auf der peripheren Station
- im Operationssaal
- im Aufwachraum
- postoperativ auf der peripheren Station

Die Schmerztherapie erfolgt nach einem standardisierten Prinzip und richtet sich grundsätzlich nach dem individuellen Bedarf des einzelnen Patienten. Die Pflegekräfte übernehmen hierbei eine entscheidende Rolle, da sie den häufigsten Patientenkontakt haben.

Die postoperative Schmerzbehandlung entspricht als „balancierte Analgesie" einer Stufentherapie, d. h. durch die Kombination von Analgetika wird eine synergistische Wirkung zu nutzen versucht, um die Nebenwirkungswahrscheinlichkeit gegenüber einer hochdosierten Monotherapie zu reduzieren. Die entsprechenden Kontraindikationen und Interaktionen mit anderen Medikamenten sind hier natürlich zu beachten.

Sollte eine Kombination aus antipyretischen Analgetika zu keiner ausreichenden Analgesie führen, so kann zusätzlich eine Kombination mit Opioiden erfolgen. Hierbei muss der Patient jedoch bis zum Eintreten des Wirkmaximums überwacht werden, um eine etwaige Atemdepression abschätzen zu können.

Erhebliche Reduktion des postoperativen Schmerzerlebnisses erreicht man insbesondere bei submuskulären Mammaaugmentationen durch präoperative Infiltration des OP-Gebiets mit einem Lokalanästhetikum. Dadurch wird direkt die schmerzhafte Verkrampfung des Muskels weitgehend unterbunden.

Tabelle 1

Art des Analgetikums	Präparat	Dosierung Erwachsene
Antipyretisches Analgetikum	Metamizol (Novalgin®)	i.v. / per os / rektal Einzeldosis 0,5–1 g alle 6 h max. 4 × 1 g / d
	Paracetamol (Benuron®)	per os / rektal Einzeldosis 0,5–1 g alle 4 h max. 4 × 1 g / d
	Diclofenac (Voltaren®)	per os / rektal Einzeldosis 50 mg alle 8 h max. 150 mg / d
Opioid	Piritramid (Dipidolor®)	Einzeldosis 0,1 mg / kg KG
	Buprenorphin (Temgesic®)	Einzeldosis 1 Tbl. s.l.
	Tramadol (Tramal®)	Einzeldosis 20–40 Trpf.

Weiterführende Tipps

> Kälteanwendung

Literatur

Loick HM (2000) Tipps und Tricks für den Anästhesisten. Springer, Berlin Heidelberg New York

SMAS-Präparation

W.L. Mang

Ziel
Nur die zusätzliche Präparation des SMAS und dessen Aufhängung ab Periost bzw. der Fascia temporalis ermöglicht ein gutes Langzeitergebnis bei einem Hals- / Wangenlifting. Wird nur die Cutis präpariert und rotiert, ist das ästhetische Ergebnis zeitlich extrem limitiert.

Problem
Die SMAS-Präparation muss unter größter Sorgfalt erfolgen, um den N. facialis nicht zu schädigen. Des Weiteren muss bei seiner Rotation und Aufhängung beachtet werden, dass postoperative Konturunregelmäßigkeiten möglich sind.

Lösung und Alternativen

Vor der Präparation und Rotation des nun frei gelegten SMAS erfolgt die Markierung mit chirurgischer Tinte. Die craniale Inzision läuft entlang des Arcus zygomaticus. Die laterale SMAS-Anzeichnung und spätere Inzision verläuft nach caudal und geht hier in das Platysma am ventralen Rand des M. sternocleidomastoideus über. Vor allem die caudale Ausdehnung muss dem entsprechenden individuellen Befund des Patienten angepasst werden.

Die SMAS-Inzision erfolgt mit der 10er Klinge. Die Präparation erfolgt über den M. zygomaticus major. Direkt und top der Faszie des M. zygomaticus wird das SMAS mit der 10er Klinge abgelöst. Die Präparation nach anterior variiert nach dem entsprechenden individuellen Alterungsprozess des Patienten.

Nach erfolgter Präparation im Midface erreicht man bei Zug des SMAS nach cranio-dorsale eine Bewegung im Oberlippenbereich sowie im Bereich des Unterkieferrands. Nach caudal erfolgt die Mobilisation des Platysma nach ventral unter Schonung des R. marginalis mandibulae sowie des Ansatz cervicalis.

Nach ausreichender Mobilisation erfolgt jetzt die craniale, dorsale Rotation des SMAS. Im cranio-dorsalen Bereich erfolgt die Fixation des SMAS an der tiefen Faszie des M. temporalis. Das laterale SMAS wird nach posterior rotiert und am Periost des Mastoides fixiert. Dadurch erreicht man auch eine gute Stütze einer meist ptotischen Glandula submandibularis. Die SMAS-Nähte erfolgen mit 4/0 Mersilene.

Hat man die anatomische Variante eines ausgeprägten „Platysma-Bending" im medialen Halsbereich vorliegen, werden die medialen Platysmafasern vom Submentum bis zum Cartilago thyroidea abgelöst. Bei Bedarf werden kreuzende mediale Platysmafasern exzidiert. Bei ausgeprägtem Platysma-Bending im gesamten Halsbereich erfolgt die Durchtrennung des Platysma in Höhe des Ringknorpels, von seinem Ansatz am M. sternocleidomastoideus bis über die Medianlinie hinaus, um eine komplette Mobilisation des Platysmas in diesem Bereich zu erreichen. Bei sehr schlaffen und lockeren Platysma-Bändern erfolgt die Exzision des vorhandenen Überschusses.

Es schließt sich die Vernähung der nun freien Platysmaränder an, ebenfalls mit 4/0 Mersilene.

Vor allem die Präparation von SMAS und Platysma ist von Patient zu Patient individuell. Eine klinische Studie, durchgeführt 1996 von Gosian, Amarante und Marco, untersuchte die Alterung des Gesichts mit Hilfe des NRT. Das Ergebnis der Studie sowie die Evaluierung von Tausenden von Fotos kachektischer alter Menschen zeigte, dass sie aufgrund des Fehlens des subkutanen Fettgewebes im Midface eine eher feste Mittelgesichtspartie ohne Hängebäckchen mit nur sehr gering ausgebildeten Nasolabialfalten haben. Vor allen Dingen bei diesen Patienten zeigte sich intraoperativ sehr deutlich, dass die Muskelfaszienschicht selbst kaum ptotisch ist, sondern dass das charakteristische Herabhängen des Mittelgesichts durch das ptotische Fett sowie die darüber liegende überschüssige Haut verursacht wird.

Wenn man mit einer Klemme das entfettete Platysma sowie das SMAS in cranio-dorsale Richtung anhebt, erreicht man lediglich eine geringe Korrektur desselben und somit nur eine minimale Verbesserung der Topographie des Gesichts. In den Fällen, in denen eine ausgeprägte SMAS-Deleszenz sowie ein Tonusmangel festgestellt wird, muss natürlich die entsprechende, oben genannte Korrektur erfolgen.

Weiterführende Tipps

▶ Hals- / Wangen-Lifting in ESP-Tumeszenztechnik mit variabler SMAS-Präparation, Schnittführung und Präparation

Literatur

Pitanguy I (1979) The aging face. In: Carsen L, Slatt B (eds) The naked face. General Publishing, Ontario, p 27

PitanguyI, Ceravolo M (1981) Hematoma postrhytidectomy: how we treat ist. Plast Reconstr Surg 67:526–528

Pitanguy I, Ramos A (1966) The frontal branch of the facial nerve: the importance of its variations in the face-lifting. Plast Reconstr Surgery 38:352–356

Tumeszenzlokalanästhesie

W.L. Mang, A. Becker

Ziel

Lokales Betäubungsverfahren von Haut- und Subkutangewebe durch Infiltration eines stark verdünnten Lokalanästhetikums, wodurch je nach Einsatzgebiet große Volumina verwendet werden können; Methode mit hoher Sicherheit und Verträglichkeit sowie bestmöglichen Operationsergebnissen bei maximaler Gewebeschonung und niedriger Komplikationsrate durch den speziellen Wirkmechanismus der TLA.

Problem

Bei großen Volumina werden die vom Hersteller angegebenen Höchstmengen unverdünnter Lokalanästhetika häufig überschritten. Bei Missachtung der Kontraindikationen, falscher Vorgehensweise und mangelndem Management können TLA-spezifische Komplikationen, wie systemische Nebenwirkungen des verwendeten Lokalanästhetikums, durch Adrenalin bedingte Probleme und Folgen der Flüssigkeitsüberladung, auftreten.

Lösung und Alternativen

Wir verwenden folgende Zusammensetzung der Tumeszenzlösung:

3 l NaCl 0,9 %, 150 ml Prilocain 1 % (entspricht 1500 mg), 3 ml Suprarenin 1 : 1000 (entspricht 3 mg), 3 ml Triamcinolonacetonid (entspricht 30 mg), 30 ml Natriumbicarbonat 8,4 %. Statt Prilocain kann auch Lidocain verwendet werden (z. B. bei Allergie gegen Prilocain oder Glucose-6-Phosphat-Dehydrogenasemangel), wegen der höheren Kardiotoxizität sollte die Infiltrationsmenge jedoch auf 3 l beschränkt werden.

Weitere Vorteile von Prilocain sind eine geringere Absorptionsrate, eine schnellere Elimination sowie eine geringere Interaktion mit anderen Medikamenten. Ein Nachteil ist allerdings die vermehrte Methämoglobin-

Bildung, daher sollte präoperativ der Glucose-6-Phosphat-Dehydrogenasespiegel bestimmt werden.

Adrenalin hat den Nutzen, infolge der Vasokonstriktion weniger Blutungen und eine verlangsamte systemische Resorption des Lokalanästhetikums zu erzielen.

Triamcinolonacetonid bewirkt eine lokale Hemmung der abakteriellen Entzündungsreaktion und Natriumbicarbonat weniger Infiltrationsschmerzen aufgrund der Pufferung des sauren Lokalanästhetikums.

Natriumbicarbonat sollte erst kurz vor der Infiltration in die Lösung gegeben werden, da es über einen längeren Zeitraum die Wirkung von Adrenalin reduziert.

Die Lösung muss unter ärztlicher Aufsicht steril zubereitet werden, der Verbrauch sollte innerhalb 1 Stunde erfolgen.

Auf eine Beschränkung des Infiltrationsvolumens auf maximal 6–7 l sollte entsprechend dem Körpergewicht geachtet werden (in der Literatur werden Dosisangaben zwischen 35 bis maximal 55 mg / kg Körpergewicht angegeben).

Bei großen Volumina werden die vom Hersteller angegebenen Höchstmengen unverdünnter Lokalanästhetika häufig überschritten, die Sicherheit ist jedoch durch groß angelegte Studien belegt (verminderte Lokalanästhetika-Resorption).

Die Infiltration erfolgt manuell mittels einer Pump-Saug-Spritze oder mechanisch mit Hilfe eines Pumpensystems (z. B. 6-Wege-Verteiler). Letzteres ist vorteilhaft für größere Areale, die Distribution erfolgt homogener, die Handhabung ist schneller und einfacher.

Zuerst werden die tieferen, dann die oberflächlichen Fettgewebsschichten infiltriert. Die Infiltration wird bis zum Erreichen eines prall-elastische Gewebeturgors und Blanching-Effekts (Vasokompression durch Gewebedruck und Adrenalinzusatz) fortgeführt.

Das Verhältnis von Infiltrat zu Aspirat beträgt bei der „wet-technique" 1 : 1 und bei der „superwet-technique" 2–3 : 1.

Der Operator sollte selbst tumeszieren, um ein Gefühl für das „Uptake" der Flüssigkeit zu haben und damit die Fettverteilung abschätzen zu können. Außerdem kann er selbst auf eine korrekte Kanülenposition achten.

Die auf 30°C angewärmte (Verhinderung von Auskühlung des Patien-

Abb. 1

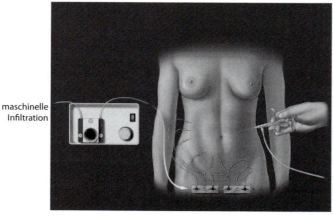

maschinelle Infiltration — manuelle Infiltration

ten) Lösung muss langsam infiltriert werden, um die systemische Anflutung und Toxizität zu reduzieren.

Weitere Faktoren zur Verzögerung der Lokalanästhetika-Resorption und damit ein Erreichen eines möglichst niedrigen Plasmaspiegels sind die starke Verdünnung der Lösung (0,05–0,01∎ %ige Konzentration), die Lipophilie des Lokalanästhetikums und die verminderte Gewebedurchblutung infolge erhöhtem Gewebedruck durch Infiltrat und Adrenalinzusatz. Ein großer Teil der Tumeszenzlösung wird durch die offen gelassenen Inzisionsstellen drainiert.

Es muss beachtet werden, dass die maximalen Plasmaspiegel für Lidocain erst nach 12–14 Stunden und für Prilocain nach 5–6 Stunden erreicht werden (Cave: ambulante Patienten!). Durch die protrahierte Wirkung der Lokalanästhetika sind allerdings auch die postoperativen Schmerzen reduziert.

Es empfiehlt sich ein intraoperatives Monitoring, ggf. Anästhesie-Stand-by, außerdem eine postoperative Überwachung, vor allem bei Kombination der TLA mit Sedativa, Analgetika oder Allgemeinnarkose, da in diesem Fall die Komplikationsrate durch eine mögliche Interaktion erhöht sein kann.

Zum Erzielen eines ausreichenden Anästhesieeffekts sollte eine Einwirkzeit von circa 30 Minuten eingehalten werden. Außerdem erfolgt in

Abb. 2

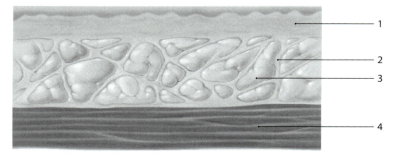

1 Dermis, 2 Infrastrukturelles Stützgewebe, 3 Normale Fettschicht, 4 Muskulatur

Abb. 3

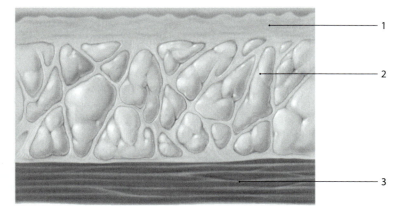

1 Dermis, 2 Tumeszierte Fettschicht, 3 Muskulatur

dieser Zeit die Lyse der hygroskopischen Fettzellen, was eine atraumatische Absaugung begünstigt.

Die Tumeszenzlokalanästhesie hat sich aufgrund vieler Vorteile als Standardverfahren in der Liposuktionschirurgie etabliert.

Neben der Möglichkeit zur Betäubung großer Areale wird durch die physiodynamische Wirkung des Infiltrats eine Hydrodissektion und Homogenisierung des Fettgewebes erreicht. Dies begünstigt eine atraumatische Liposuktionstechnik mit weniger Verletzung von Nerven, Blut- und Lymphgefäßen und infolgedessen erhaltenem Bindegewebsgerüst, einem besseren Retraktionseffekt und einer schnelleren Wundheilung mit letztendlich gleichmäßigeren postoperativen Ergebnissen. Außerdem ist durch einen ansprechbaren und mobilen Patienten eine multipositionale Absaugung und Kontrolle im Stehen möglich.

Die verminderte Gewebetraumatisierung wirkt sich auch in Form einer geringeren Komplikationsrate aus (geringeres Thromboembolierisiko, reduzierte Blutungsneigung, weniger Hämatome durch Auswascheffekt bei Drainage der Lösung, bessere Hämatomresorption, weniger Lymphstau, niedrigere Infektionsrate aufgrund antibakterieller Wirkung der Lösung und Auswascheffekt, kein Allgemeinnarkoserisiko). Eine mögliche frühe postoperative Mobilisation des Patienten senkt zudem das Thromboembolierisiko.

Nachteilig für den Anfänger ist bei der Ausführung einer Liposuktion in TLA die erschwerte Beurteilbarkeit aufgrund der tumeszenzbedingten Konturveränderungen der zu behandelnden Areale sowie ein gewisser intraoperativer Stress für den Patienten und damit die Notwendigkeit der kontinuierlichen Patientenführung. Nicht alle Patienten sind für örtliche Betäubungsverfahren geeignet (psychische Labilität, „Spritzenphobie").

Bei Beachtung aller möglichen Risikofaktoren und Vorerkrankungen des Patienten (v. a. kardiovaskuläre Erkrankungen, Anämie, Leber- und Nierenfunktionsstörungen, zerebrale Krampfneigung, Allergien, Einnahme von methämoglobinbildenden Medikamenten wie Chlorate, Nitrate, Sulfonamide oder Einnahme von Antikoagulantien) und Einhalten der oben beschriebenen Vorgehensweise und Vorsichtsmaßnahmen treten lokalanästhetikaspezifische Nebenwirkungen, adrenalinbedingte Probleme und Folgen der Flüssigkeitsüberladung extrem selten auf.

Es existieren verschiedene Studien zur Verbesserung der Zusammensetzung der TLA-Lösung, u. a. auch bezüglich der Kombination von Lokalanästhetika und Verwendung anderer Lokalanästhetika, z. B. Articain.

Weiterführende Tipps

▶ Gynäkomastie, Liposuktion versus Resektion; ▶ Liposuktion, Abdomen und Flanken; ▶ Liposuktion, allgemeine Technik; ▶ Liposuktion, Glutäalregion; ▶ Liposuktion, Hals, Wangen, Nacken; ▶ Liposuktion, Indikationsstellung; ▶ Liposuktion, Nachsorge; ▶ Liposuktion, Oberarme, Schulter, Brust; ▶ Liposuktion, Oberschenkel, Knie; ▶ Liposuktion, vibrationsassistierte; ▶ Liposuktion, Waden, Knöchel

Literatur

Augustin M, Vanscheidt W, Sattler G et al. (1999) Tumescent technique for local anaesthesia. Use and prospectives of a new anaesthetic method (in German). Fortschr Med 117:40–42

Beck-Schimmer et al. (2002) Tumescent technique for local anaesthesia (in German). Anaesthesiol Intensivmed Notfallmed Schmerzther 37:84–88

Klein JA (1987) The tumescent technique for liposuction surgery. J Am Acad Cosmetic Surg 4:263–267

Klein JA (1993) Tumescent technique for local anaesthesia improves safety in large volume liposuction. Plast Reconstr Surg 92:1085–1098

Mang WL (1996) Ästhetische Chirurgie Bd I. Einhorn-Presse Verlag, Reinbek

Mang WL (1996) Ästhetische Chirurgie Bd II. Einhorn-Presse Verlag, Reinbek

Mang WL (2005) Manual of Aesthetic Surgery 2. Springer, Berlin Heidelberg New York

Mang WL, Sawatzki K, Materak J (1999) Tumescent technique in aesthetic plastic surgery with low doses of prilocain solution. AM J Cosmet Surg 16

Sattler G, Sommer B, Hanke CW (2003) Lehrbuch der Liposuktion. Thieme, Stuttgart

Sommer B, Augustin M, Schöpf E, Sattler G (2001) Tumeszenzlokalanästhesie. Dt Ärzteblatt 98:545–548

Bildnachweis

Tipp	Abbildung	Autor
Mammareduktionsplastik, entscheidende präoperative Kriterien	1	Gottfried Lemperle: Ästhetische Chirurgie. Ecomed-Verlag, Landsberg
Mammareduktionsplastik, lateraler Mamillenstiel nach SKOOG	1	Grabb WC, Aston SJ, Smith JW: Plastic Surgery. Lippincott Williams & Wilkins, Philadelphia
Mammareduktionsplastik / Mastopexie, Wiederholungseingriffe	1	Jürgen Holle: Plastische Chirurgie. Hippokrates Verlag, Stuttgart

Alle anderen Abbildungen wurden aus dem Werk von Herrn Professor Mang: *Manual of Aesthetic Surgery*, Volume, 1 and 2 (Springer-Verlag Berlin Heidelberg) entnommen oder nach handschriftlichen Vorlagen neu gezeichnet (AM-productions GmbH, Wiesloch).

Stichwortverzeichnis

A

Abdominolipektomie 1, 3, 6, 15, 52, 234
Abdominoplastik 234
Abklärung, präoperative 39
Allergie 11
Analgetika 270
Anaphylaxie 11
Anthelixformung, neue 254
Anthelixplastik 250, 253, 254, 257, 259, 261, 262, 267, 269
Antibiose 192
Antibiotika 54
Antikoagulation 39
Antirheumatika, nichtsteroidale 270
ästhetische Einheiten 143
Austrimmen 130

B

Bauchdeckenstraffung 1, 3, 6, 52, 234
Bauchwand, vordere 15
Blepharoplastik, obere 19, 22, 23, 24
Blepharoplastik, untere 27, 29, 32, 34, 35, 37
Brillenhämatom 13
Brust, männliche 61
Brustdeformität, tubuläre 224
Bruststraffung 52, 185, 210, 214, 217, 219, 224, 228, 231
Brustvergrößerung 139, 187, 189, 192, 194, 198, 200, 203, 228
Brustverkleinerung 52, 185, 207, 210, 214, 217, 219, 221

C

Colles-Faszie 242
Concha-Präparation 250
Converse 262
Cutis laxa 59, 133, 242, 247

D

„dog-ears" 217
„double-bubble"-Phänomen 187, 228
Decollement 119
Dermolipektomie 133, 242, 247
Diathese, hämorrhagische 56
Disposition 56

E

Einzelknopfnähte 269
Ektropium 27, 32
epipektoral 139, 192, 198
ESP-Lifting 99, 273
ESP-Tumeszenzlifting 71
Eversionsmethode 126
Exposition der Knorpelrückfläche 253
extended supraplatysmal plane lift 78, 81, 102
extended supra platisma plain lift 64

F

„fish-tale-excision" 45
Facelift 153
Facelift in ESP-Tumeszenztechnik 85
Fächertechnik 178
Fettabsaugung 143, 146, 151, 153, 156, 160, 163, 165, 169, 172
Fettdepots 143, 151, 153, 160, 163, 165, 172
Fettentfernung 19, 29
Fettentnahme 175
Fettschürze, abdominale 1, 3, 6, 234

G

Gerinnungsstatus 39
Gesäßfalte 133
Gesäßstraffung 59, 133
Gigantomastie 214

Gips 116
Gynäkomastie 169

H

Haarverlust 89
Hals- / Wangenlifting 85, 97
Hämatome 13, 89
Hämatomprophylaxe, postoperative 137
Haut- / Muskelresektion 27
Hautnaht 238
Hautresektion 32
Herzinsuffizienz 54
Historie 102
Höcker- / Langnase 123
Höckerabtragung 105
Hohlauge 29
Hypoplasie, mammäre 189, 194, 200, 203

I

Implantation, Fettpartikel 178
Infektion, chronische 54
Infraglutäalfalte 59
intrakartilaginärer Schnitt 119

K

Kapselfibrose 198
Knorpelnähte 257
Knorpelreimplantation 112
Kombinationstechnik 262
Komplikationen 180
Komplikationen, akute postoperative 13
Kompression 240
Konturunregelmäßigkeiten 89
Kortison 141
Kortison, intraläsional 240
Kuhauge 24

L

Lappenrotation 64
Lidfurche 24
Lipoinfiltrationskanüle 175
Liposuktion 15, 61, 78, 175, 276
Lipotransfer 175, 178, 180–182

Lokaltherapie 137
Luer-Lock-Spritze 175

M

M. pectoralis major 203
Makromastie 207, 214, 221
Mamillendurchblutung 219, 221, 231
Mamillentransposition 210, 214, 219, 231
Mammaaugmentation 139, 224
Mammahyperplasie 207, 221
Mammaptose 207, 221, 224, 228
Mammareduktionsplastik 52, 185
Mammastraffung 221
Mammastraffung, periareoläre 48
Mang'sches Dreieck 112, 126
Mastopexie 48, 52, 185, 207, 217
Mikromastie 189, 194, 200, 203

N

Nabel 15
Nachsorge 99, 181
Naht, fortlaufend, intrakutan 34
Naht, fortlaufende, intrakutane 22
Nahtmaterial, resorbierbares 238
Narben, hypertrophe 141
Narbenbildung 89, 238
Narbencremen 240
Narbenhypertrophie 217
Narbenmassage 240
Narkoserisiko 50
Nasenblutung, rezidivierende 56
Nasenflügelrandschnitt 112
Nekrose 89
Nervenverletzungen 89
Notfalltherapie 11

O

Oberarmstraffung 41, 45
Ohrmuschelmissbildungen 262
Operationsrisiko 50
Operationstechnik 41
Opioide 270
Osteotomie 105

Stichwortverzeichnis

Osteotomien, allseitige 108
Otoplastik 250, 253, 254, 257, 259, 261, 262, 267, 269

P

Papageienschnabel 130
Pelotte 116
Periostnaht 32
Planung 259
Platysmapräparation 85
postoperative Verhaltensmaßregeln 23, 35
power-assisted liposuction 169
Pseudogynäkomastie 61

R

Re-Liposuktionen 169
Reithosendeformität 165
Rhinoplastik 123
Röntgenbestrahlung 141
Routinebefunde, altersabhängig 50

S

S-förmige Schnittführung 97
Schmerzprophylaxe 137
Schnittführung 24, 261
Schnittführung, subciliäre 37
Schock 11
Septumkürzung 126
Septumplastik 123
Septum orbitale 19
Silikonimplantat 139, 187, 192, 198, 228
Silikonimplantate 48, 189, 194, 200, 203
SMAS 64, 81, 97, 102, 273
SMAS-Präparation 85
Spacelift 182

Stenström 262
submuskulär 139, 187, 192, 198, 228
Suffusionen 13
Supertumeszenztechnik 276
superwet-technique 276
Supratip 130

T

Tamponade 116
TLA 143, 146, 151, 153, 156, 160, 163, 165, 169, 172, 276
Transfixionsschnitt 119
Tumeszenz 273
Tumeszenzeinspritztechnik 119
Tumeszenzlokalanästhesie 61, 143, 146, 151, 153, 156, 160, 163, 165, 169, 172
Tumeszenztechnik 64, 78, 81, 97, 99, 102

U

Überhänge, seitliche 52

V

VAL 169
Verband 116, 267
Verhaltensmaßnahmen 116
Verschmälerung und Rotation der Nasenspitze 126

W

wet-technique 276
Wiederholungseingriffe 169, 185
Wundspannung 238
Wundverschluss 238
Wundverschluss, intrakutan 269